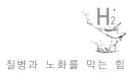

질병과 노화를 막는 힘

수소수

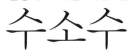

질병과 노화를 막는 힘

수소수

지 은 이 | 임창수
펴 낸 이 | 김원중

편 집 주 간 | 김무정
기   획 | 허석기
편   집 | 김주화
디 자 인 | 옥미향
제   작 | 박준열
관   리 | 허선욱, 정혜진
마 케 팅 | 박혜경

초 판 인 쇄 | 2019년 09월 18일
2 쇄 발 행 | 2022년 12월 12일

출 판 등 록 | 제313-2007-000172(2007.08.29)

펴   낸   곳 | 도서출판 상상나무
                    상상바이오(주)
주   소 | 경기도 고양시 덕양구 고양대로 1393 상상빌딩 7층
전   화 | (031) 973-5191
팩   스 | (031) 973-5020
홈 페 이 지 | http://smbooks.com
E - m a i l | ssyc973@hanmail.net

ISBN 979-11-86172-55-1 (93510)
값 12,500원

Hydrogen Water

질병과 노화를 막는 힘

수소수

| 임창수 지음

상상나무

자연수명과 건강수명이 일치하는 세상을 위하여

역사적으로 18~20세기 초는 헬스케어 1.0 시대로 분류되며, 공중 보건의 시대였습니다. 이 시대는 전염병 예방과 확산방지가 그 과제였 고, 따라서 가장 중요한 혁신은 시민들을 전염병에서 구해줄 전염병 백신의 개발이었습니다.

헬스케어 2.0 시대인 20세기는 질병치료의 시대였습니다. 제약 및 의료기기 회사와 병원들이 환자를 대상으로 질병에 대한 치료법과 신 약을 개발하던 시대입니다. 이 시기를 거치면서 의학이 발달됨에 따라 세계인의 자연수명이 길어졌습니다.

세상은 헬스케어 1.0 시대와 2.0 시대를 지나 헬스케어 3.0 시대가 되었습니다. 21세기 이후인 3.0 시대는 질병치료에서 생명연장으로 가 는 백세건강 시대로서 자연수명과 건강수명의 일치가 가장 중요한 삶

의 지표로 여겨지고 있습니다.

이제 삶의 질의 첫 번째 조건은 단순히 오래 사는 것이 아닌 바로 '건강하게 오래 사는 것'이 되었습니다.

늙고 병드는 것, 즉 노화와 질병은 증상에 따라 그 원인과 처방이 각각 다른 것이 상식으로 여겨지고 있습니다. 그러나 이러한 상식을 뒤집는 연구 결과들이 네이처 매디슨(Nature Medicine)을 비롯한 현대 의학 연구에서 속속 밝혀지고 있습니다.

그 중에서도 건강 분야에서 가장 커다란 가치를 가지고 있는 연구 결과를 아주 쉽게 요약하면 다음과 같습니다.

늙고 병드는 것의 근본 원인은 세포 손상이며 세포 손상의 원인은 독성산소이다. 그리고 질병의 90%는 세포손상을 일으키는 독성산소

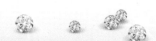

가 주범이라는 사실입니다.

　현대인의 3대 사망원인인 암, 뇌혈관질환, 심장질환을 비롯하여 당뇨, 고혈압, 치매, 염증, 아토피 피부질환 등 모든 질병의 90%가 바로 독성산소가 원인입니다(미국 존스홉킨스대 의학보고서).

　결국 몸을 산화시켜 녹슬게 하는 독성산소를 제거하는 것이 건강을 유지하고 증진시키는 지름길이라는 사실이 현대 여러 연구를 통해 밝혀진 셈입니다.

　우리가 매일 몸을 씻는 가장 기본적인 행동이 전염병의 70%를 예방해준다고 합니다.

　매일 숨쉬며 들이마시는 산소의 일부(2%~3%)가 나쁜 활성산소, 즉 독성산소가 되어 인체를 노화시키고 질병을 유발한다면, 몸 속 독성산소를 씻어주는 것이 건강의 기본이요, 지름길일 것입니다.

　이 책에서는 현대의학이 밝혀낸 가장 놀라운 항산화 방법이 소개

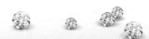

Hydrogen Water

되어 있습니다. 몸 안의 독성산소를 이상적으로 제거해주는 가장 바람직한 천연 항산화제 수소수가 바로 그 답입니다.

산소는 수소를 만나면 순수한 물이 됩니다. 이 평범한 진리가 우리 건강에 대한 패러다임을 놀랍게 변화시키고 있습니다.

100세시대! 오래 살 뿐만 아니라 건강하게 오래 사는 방법을 이 책을 통해 찾으시길 바랍니다.

2019년 9월, 저자 **임창수**

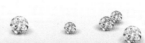

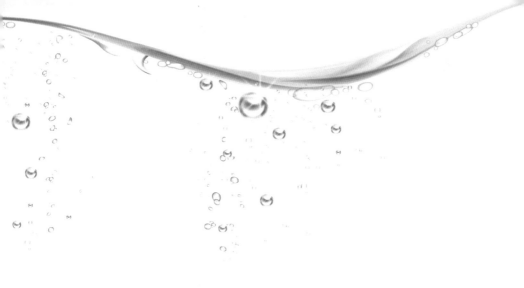

"독성산소는 산소독이다"
독성산소의 발생은 결국 세포를 병들게 하고
노화를 촉진시키는 원인이 된다.

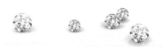

목차

Part 1
수소수
완전정복

전 세계 기적의 물을 찾아서 *14*

노화와 질병은 활성산소가 원인이다 *20*

독성산소와 질병 *24*

사망원인 1, 2, 3위는 성인병이 만든다 *28*

항산화제란 무엇인가 *31*

항산화제로서의 수소수(水素水) *34*

오타 교수의 논문에서 밝혀진 항산화 수소수 *37*

뇌와 인체 구석구석까지 씻어내는 수소수 *39*

가장 이상적인 물, 수소수 *41*

좋은 수소수란 무엇인가 *43*

Part 2
질병에
대응하는
수소수

당뇨병의 예방과 개선에 탁월한 수소수 *50*

수소수로 고혈압과 동맥경화를 막아라 *54*

암(癌)의 적수는 수소수 *57*

피부를 보호하라(아토피, 기미, 주근깨, 여드름) *62*

다이어트와 피로회복 *65*

치매를 예방하라 *68*

남성들의 공통고민, 전립선과 성기능 *70*

운동능력 향상과 수소수 *74*

체온상승과 면역력 강화, 숙취해소 *77*

염증을 잡아라 *79*

고통스런 변비에서 해방 *81*

목차

Part 3

수소수를
체험한
사람들

국 내 체 험 사 례

01 소화불량, 속쓰림, 헛배부름 증상에서 해방 *88*

02 고혈압과 위장병, 염증이 호전 *90*

03 혈압약과 전립선약을 중단하다 *92*

04 몸이 가벼워지고 걷기가 편해져 *94*

05 1개월 만에 혈당 수치가 대폭 떨어지다 *96*

06 당뇨병의 각종 합병증이 개선 *98*

07 다이어트가 되면서 혈압과 당뇨가 안정되다 *100*

08 고혈압 당뇨가 정상수치로 개선 *101*

09 어지럼증이 사라지고 주근깨가 옅어져 *103*

10 통증은 물론 성격까지 바뀌었다 *106*

11 치매약 복용으로 생긴 불면증이 점차 좋아지다 *108*

12 두통과 혈압이 개선되다 *110*

13 알레르기 비염과 아토피 피부염에서 해방되다 *112*

14 항암치료와 수소수를 병행하며 암 호전 *115*

15 암이 흔적만 남은 상태로 *118*

16 "더 이상 항암치료 안해도 됩니다" *121*

17 만병의 근원이 혈관에서 시작돼 *124*

18 약 없이 각종 질병이 개선 *126*

19 전립선 증상이 호전되다 *128*

20 뾰루지와 주름이 사라지며 탱탱해지다 *130*

21 머릿결이 좋아지고 머리숱도 많아지다 *132*

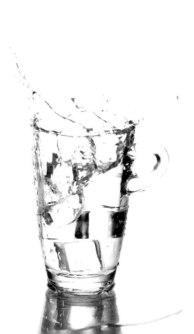

Hydrogen Water

일 본 체 험 사 례

01 변의 악취가 말끔히 해소 134

02 여드름과 변비를 해결한 수소수 136

03 이젠 나도 생얼 미인 138

04 탈모가 멈추다 140

05 전립선암 재발, 전이 걱정 사라지다 143

06 담관암 극복 후 복직 146

07 식욕도 생기고 체력도 붙어 148

08 숙취의 고통이 사라지다 150

09 수족 냉증 해결 152

10 여성들의 원인모를 다양한 증상을 호전시켜 154

11 전신 아토피에서 탈출 156

12 투석을 면하다 158

13 지방간이 없어지다 160

Part 4

궁금합니다
수소수

수소수 관련 Q & A 164

수소수 전문가가 전하는 핵심내용 175

부록 | 수소수 활용 요리법 185

Part 1

수소수
완전정복

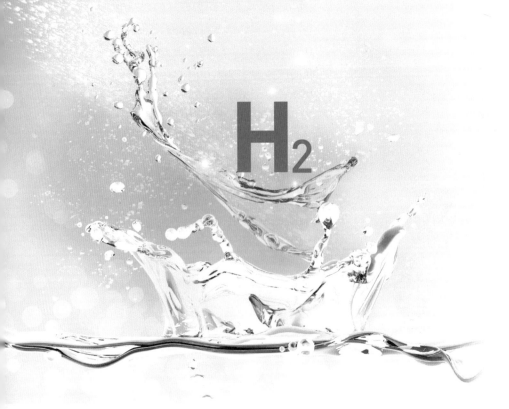

H₂

Hydrogen Water

연구진은 세계의 기적의 물을 분석해 본 결과, 일반적인 물에는
전혀 포함되어 있지 않은 '수소'가 대량으로 포함되어 있다는 것
을 마침내 밝혀냈다. 수소가 활성산소와 결합하여 인체의 질병
을 막아준다는 연구를 하던 연구진은 물의 성분뿐 아니라 수소
용존량을 기준으로 기적의 물을 분석하였고, 기적의 물들의 유
일한 공통점은 단 한가지, 수소를 다량으로 포함하고 있다는
사실이었다.

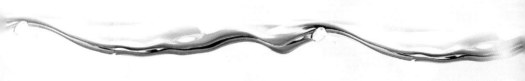

H₂ 전 세계 기적의 물을 찾아서

얼마 전 전 세계에서 불치병을 치유하는 기적의 물로 일컬어지는 신비한 물들이 TV 프로그램들을 통해 잇달아 방영된 적이 있다. 건강 프로그램들과 책에서 소개된 내용은 다음과 같다.

첫 번째는 프랑스 루르드 샘물이다.

프랑스 남서부 피레네 산맥 기슭에는 루르드 마을이 있다. 이곳은 연간 500만 명이나 되는 순례자들이 방문하는 '기적의 물이 샘솟는'성지로 유명한데 이 마을이 알려진 계기는 1858년 2월, 어느 특별한 사건이 일어나고 부터이다.

이 마을에 살고 있던 베르나데타가 여동생 트와네트를 데리고 장작을 주우러 나간 사이의 일이었다. 베르나데타와 여동생은 근처에 있던 마사비엘 동굴에서 황금색으로 빛나는 구름이 떠오른 것을 보았다.

호기심을 느낀 베르나데타는 마치 무언가에 이끌린 듯 동굴로 들어갔고, 그곳에는 하얀 옷에 파란 띠를 두르고 오른손에 묵주를 든 아름다운 귀부인이 허공에 떠 있는 광경을 목격한다.

아름다운 귀부인은 베르나데타에게 발치를 파 보라고 했고, 그녀가 지시한 자리를 파 보았더니 물이 솟아오르기 시작했다. 이 물이 질병을 치유한다는 신비의 물이었다. 샘물을 보고 기뻐한 마을 사람들은 이 물을 지속적으로 마셨고, 어떠한 치료를 통해서도 낫지 않고 고통만 받던 주민들의 질병이 깨끗하게 치유되었다.

소문은 금새 퍼져나갔다. 이윽고 1862년 가톨릭교회가 기적을 공식적으로 인정하고 성당을 지은 1872년부터 전세계의 순례자들이 모이기 시작하였다.

그 이후, 루르드의 성수는 고갈되지 않고 현재까지 계속 솟아나고 있으며, 지금은 가톨릭 최대의 성지가 되었다. 1971년 뉴스위크에는 믿을 수 없는 기사가 실렸다. 신장암을 앓던 3살짜리 여자아이가 루르드 물을 마시고 완치되었다는 것이었다.

루르드 샘물로 많은 이들이 기적을 경험했고 루르드 의료국에서는 병을 완전히 고친 이들에게 완치증명서를 발급했다. 그동안 반신 혹은 전신마비, 암, 시각장애를 앓던 환자 66명이 병을 완치하고 이 증명서를 받았다. 지금도 루르드의 샘물은 솟아나고 있으며, 많은 환자들과 성지순례를 하는 사람들이 기적의 물을 마시러 이곳을 방문하고 있다.

두 번째는 독일 노르데나우 물이다.

독일 프랑크프루트에서 동쪽으로 약 100km 떨어진 지점에 있는 노르데나우 마을은 여름에는 피서지로, 겨울에는 스키장으로 인기 있는 곳이다. 그러나 최근에는 전혀 다른 목적으로 이곳을 방문하는 사람들이 늘고 있다. 1991년에 발생한 어떤 사건 때문이다.

이 지역에서 호텔을 운영하는 테오토메스 씨는 어느 날 네덜란드인 손님에게 와인 주문을 받았다. 그 손님이 요구하는 주문은 무척 까다로운 것이었다.

토메스 씨는 손님에게 직접 와인을 고를 것을 제안했다. 그러고는 와인 저장고로 사용하고 있는 암석 채굴장 자리로 손님을 안내했다.

손님은 들어가자마자 "이 안에서 강한 에너지가 느껴집니다. 이곳에서 명상을 하고 샘물을 마시면 질병이 치유될 것입니다."라고 말했다.

이후 손님이 말한 것처럼 샘물을 공개하여 여러사람에게 마시게 했고, 실제로 다양한 질병이 치유되었다.

체르노빌 원전소 사고가 발생한 후에는 토메스 씨가 백혈병 어린이를 초대해서 물을 마시게 했다. 그러자 한 아이의 백혈병이 완전히 치유되었다.

기적의 물이 샘솟는 동굴로 유명해진 노르데나우에는 지금도 하루 수백 명이나 되는 사람이 물을 마시기 위해 방문하고 있다. 가텍이라는 의사는 이곳에 진료소를 개설해 많은 환자를 치료하면서 '노르데나우 현상'이라는 병변효과를 연구했다.

또 멕시코 트라코테 물도 기적의 물로 손꼽힌다.

기적의 물은 때로 일상의 평범한 상황에서 발견되는 경우도 있다. 멕시코시티에서 북쪽으로 약 300km 떨어진 지점에 트라코테 마을이 있다.

이 마을은 인구 8만5000명의 작은 마을이다.

이곳에서 농원을 운영하는 헤이스 찬씨는 오랜기간 요통으로 고통 받고 있었다. 그러던 1991년 1월의 어느 날, 헤이스씨의 요통은 거짓말처럼 완치되고 통증도 사라졌다. 뿐만 아니라 함께 일하는 인부들도 컨디션이 매우 좋아졌다. 그들의 컨디션에 변화가 일어나기 시작한 것은 그들이 직접 판 우물물을 마시기 시작하면서부터였다.

물이 질병을 치유한다는 소문이 전 세계로 퍼져나가기 시작했고, 현재까지 800만 명 이상의 사람이 찾아왔다. 이 소문을 들은 우루과이의 한 의사는 이 물을 환자들에게 마셔보게 했는데, 그 결과 환자의 약 80%가 앓고 있던 다양한 질병이 호전되었다. 이 물을 마시고 신경마비, 당뇨병, 자궁암 등이 치유되었다고 한다.

인도 나다나의 신비의 우물도 있다.

델리에서 북쪽으로 약 150km 정도 떨어진 나다나 마을에서 일어난 일이다. 1992년 9월의 어느 날, 이미 말라버린 우물에서 물이 다시 솟아오르기 시작했다. 마침 기술자 한 명이 우물을 파는 작업 도중 눈에 잡균이 들어가 눈병에 걸렸는데 이 물로 눈을 씻었더니 하룻밤 만에 눈병이 나았고, 지병이었던 야맹증까지 치유되었다.

또 몇 명의 사람들이 이 물로 목욕을 하자 심각했던 피부병까지 나았다. 이 소문이 널리 퍼지자 많은 사람이 이 마을을 방문했다.

그러던 중, 다섯 살짜리 소녀가 찾아왔다. 이 소녀는 소아마비 때문에 전혀 걸을 수 없었다. 그러나 일주일정도 우물물을 마시자 걸음을 옮길 수 있게 되었다. 이미 말라버린 우물에서 샘솟은 '나다나 신비의 물'은 소문을 타고 널리 퍼져 지금은 매년 50만명 이상이 모여드는 명소가 되었다.

그동안 이같은 '기적의 물'이 기적을 일으키는 원인에 대해 여러 차례 국제 연구기관에서 물의 성분 등을 조사한 바가 있다. 그러나 미네랄 등 물을 구성하는 성분은 다른 여타 평범한 우물물과 다르지 않았으며, 기적의 원인으로 생각할만한 특별한 성분은 전혀 검출되지 않았다.

그러던 2007년 5월, 미국의 과학지 '네이처 매디슨'(Nature Medicine)은 일본의과대학 대학원 오타 시게오 교수 연구팀이 연구한 '수소가 활성산소(독성산소)를 효과적으로 제거한다'는 논문을 게재하였다.

이 논문은 수소를 녹인 물이 강한 산화력을 가진 독성산소인 '하이드록실 래디칼 '(hydroxyl radical)을 제거한다는 내용이었다. 물속에 녹아있는 수소가 활성산소를 끌어들여 화학적으로 반응하면 순수하고 무해한 물이 되어 몸 밖으로 배출되는 것이다. 이러한 연구 결과를 발표하자, 전 세계에서 치유의 물로 일컬어지는 물들이 수소수 연구실로 모이게 되었다. 그 중에는 4대 기적의 물로 꼽히는 프랑스의 루르드의 샘물, 독일의 노르데나우 물, 멕시코의 트라코테물, 인도의 나다나 우물물도 포함되어 있었다. 기적의 비밀은 수소수에 있었던 것이다.

연구진은 세계의 기적의 물을 분석해 본 결과, 일반적인 물에는 전혀 포함되어 있지 않은 '수소'가 대량으로 포함되어 있다는 것을 마침내 밝혀냈다. 수소가 활성산소와 결합하여 인체의 질병을 막아준다는 연구를 하던 연구진은 물의 성분뿐 아니라 수소 용존량을 기준으로 기적의 물을 분석하였고, 기적의 물들의 유일한 공통점은 단 한가지, 수소를 다량으로 포함하고 있다는 사실이었다.

표 1. 기적의 물 수소 용존량 비교(ppb)

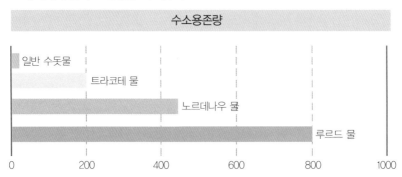

노화와 질병은 활성산소가 원인이다

우리 일생을 4자로 표현하면 생로병사(生老病死)이다. 생로병사란 태어나서(生) 늙어가고(老) 병들어가다가(病) 죽는(死) 인생의 과정을 의미하는데, 이중에서 태어남과 죽음은 우리의 의지로 바꿀 수 없는 것이나 병들거나 늙는 것은 일정부분 늦추거나 바꿀 수 있다. 과거에는 노화와 질병의 원인이 서로 다른 것으로 알았으나 최근 그 원인이 같다는 것이 연구를 통해 밝혀지고 있다.

그렇다면 노화는 왜 일어나는가?

생명체가 '살아있다'는 것은 '에너지를 만들어 내고 사용한다'는 것과 같은 의미이다. 에너지가 없으면 일체의 활동을 할 수 없으며 신진

대사가 불가능하다. 그런데 생명체가 살기 위해 에너지를 만들어내는 구조가 곧 노화의 원인이기도 하다.

에너지를 만들어 내는 구조를 살펴볼 필요가 있다.

세포 속에 미토콘드리아는 호흡에서 얻어진 산소로 음식으로 섭취한 탄수화물에서 얻는 당분을 연소시켜 에너지를 생성한다.

세포는 매우 작은 크기이다. 그런데 세포 속 한 귀퉁이를 차지하는 미토콘드리아는 그보다 더욱 작아 직경이 약 0.001mm정도이다. 수소는 미토콘드리아의 1/10,000 크기이다. 미토콘드리아는 '생명활동의 엔진'이다. 미토콘드리아에서는 흡수된 당분을 산소로 연소시켜 열과 에너지, 즉 ATP를 생성한다.

세포 속에 있는 미토콘드리아가 에너지를 만들 때 그 수가 적으면 과부하가 걸려 전자가 흘러나오게 된다. 이 흘러나오는 전자를 산소가 받게 되면 '활성산소'가 되고 바로 그 활성산소로 인해 '노화'가 일어난다. 건강한 미토콘드리아가 세포 내에 많이 있으면 그만큼 부하가 적게 걸려 독성산소의 발생도 적어지는데 그것이 바로 노화를 예방하고 젊음을 유지하는 비결이다.

세포를 자동차라고 한다면 세포 속 미토콘드리아는 자동차의 엔진이라 하겠다. 자동차의 연로는 석유이고 세포의 연료는 포도당이다. 자동차의 엔진에 과부하가 걸리면 불완전연소가 일어나듯이 세포 속 미토콘드리아에도 과부하가 걸리면 나쁜 활성산소, 즉 독성산소가 발생하게 된다고 하겠다.

세포가 녹슬면(산화되면) 늙고 병이 드는 것이다. 자세히 설명하면 세포가 녹스는 것은 산화된다는 의미이고 세포가 산화되는 것은 독성산소가 원인이라는 사실이다.

여기서 우리는 활성산소가 무엇인지 자세히 알아볼 필요가 있다.

우리 몸에 섭취된 산소의 대부분은 세포의 에너지 대사과정에서 전자와 결합하여 물로 환원되는데 반하여, 2~3%의 산소는 불완전연소로 전자를 흡수하여 세포의 막을 파괴하는데 이를 활성산소라 한다.

사람은 하루 평균 2만회 이상 호흡하며, 양으로 따지면 1만ℓ이상의 공기가 호흡을 통해 드나든다. 호흡으로 흡수되는 산소는 1,500ℓ에 달하며, 이중 2~3%는 몸 밖으로 배출되지 않고 남아 활성산소가 된다. 일반적으로 약 30ℓ에 해당하는 활성산소가 매일 체내에 발생하는 셈이다.

우리는 산소를 마시면서 살고 있으며, 산소가 없으면 죽게 된다. 때문에 산소가 항상 몸에 좋다고 생각하지만, 실제로는 그렇지 않다. 산소는 본래 쇠를 포함한 대부분의 물질을 산화시켜버리는 강력한 성질을 가지고 있다. 산소는 물질을 녹슬게 하는 힘, 즉 산화력을 가졌는데 활성산소는 산소보다 훨씬 산화력이 세서 세포 자체를 산화해 손상시켜 버리기도 한다.

바로 이 세포 손상이 '노화'와 '병'의 원인이 되는 것이다. 생명체는 세포를 복원하는 능력을 갖고 있고, 특히 인간은 활성산소로부터 몸을 지키는 능력이 뛰어나서 활성산소가 발생했다고 해서 바로 병들거나 노화가 일어나는 것은 아니다.

이 활성산소에는 좋은 활성산소와 나쁜 활성산소, 즉 독성산소가 있다.

　좋은 활성산소는 면역과 생리활성화에 기여하며 독성산소는 세포, 유전자를 손상시켜 노화 암 등 질병의 원인이 된다는 사실을 잘 기억할 필요가 있다.

독성산소와 질병

　인체의 에너지 생성을 위해 꼭 필요한 산소는 생존을 위한 필수요
소이다. 사람이 흡입한 산소의 대부분은 물로 바뀐다. 그러나 흡입
된 산소의 소량은 독성산소로 전환된다. (Gale Encyclopedia of
Medicine, 2008)

　독성산소는 반응을 잘 일으키기 때문에 세포안에 DNA를 공격하
고 그로 인해 DNA 구조가 깨져 돌연변이 암세포가 만들어진다. 독성
산소는 노화의 원인이며 뇌출혈, 치매는 물론 루게릭, 에이즈, 당뇨병,
아토피 등 다양한 질병의 원인이 된다.

　호흡 등으로 흡입된 산소의 2~3%는 인체에 남아 활성산소가 된다.

　또 활성산소는 체내에서 세균, 곰팡이, 바이러스 등 이물질을 살상

하여 몸을 지켜주는 역할도 한다. 그러나 잘 제거되지 않거나 많이 발생되어 과잉상태가 되면 정상세포를 공격하여 파괴하거나 변형시킨다.

이러한 독성산소는 세포막의 고리를 파괴하여 세포를 괴사시킨다. 또한 DNA를 파괴하고 단백질 합성을 억제한다. 이는 각 기관 조직의 운동에 필요한 근육을 약화시켜 기능 저하를 일으킨다.

활성산소는 면역기능에 사용되는 좋은 활성산소와 활동성이 너무나 강해 세포를 손상시키는 나쁜 활성산소(독성산소)로 나뉜다.

독성산소의 발생은 고강도의 운동뿐만 아니라 스트레스, 과식, 음주, 흡연, 방사선, 초음파 및 환경오염에 의해서도 영향을 받으며, 결국 세포를 병들게 하고 노화를 촉진시키는 원인이 된다.

현대 의학에서는 동맥경화, 중풍, 심근경색, 기미, 주근깨, 잔주름, 나아가 암, 백혈병, 아토피성 피부염 등 대부분의 질병이 발생하는 직접적인 원인으로 인체 내에 지나치게 생성된 독성산소를 들고 있다.

많은 학자들은 세균과 바이러스에 의해 감염되는 병들을 제외한 질병의 90% 내외가 직접적이든 간접적이든 급격히 증가한 독성산소 때문에 발병한다고 한다. 독성산소로 인한 대표적인 증상은 다음과 같다.

몸에 이물질이 침입하면 백혈구 등이 이물질을 공격하는데 이과정에서 독성산소가 발생하며, 발생된 독성산소는 체내의 이물질을 살균하는 긍정적인 역할도 하지만 필요 이상으로 생성되면 주변세포를 상하게 한다. 이런 상태가 위에서 발생하게 되면 위염, 관절에서 생겨나면 관절염이 된다.

간염, 위염, 관절염 등의 염증에 대해 알아 볼 필요가 있다.

당뇨병은 혈당치를 조절하는 인슐린의 조절기능이 나빠지기 때문에 생기는 질병이다. 인슐린을 분비하는 곳이 췌장의 베타세포이며 베타세포는 독성산소가 과잉 생성되면 손상을 입고 정상적으로 인슐린을 분비할 수 없게 되어 당뇨병이 발생한다.

심장병, 뇌졸중 등은 주로 동맥경화에 의해 발생한다. 동맥경화의 가장 큰 원인은 지질의 산화에 있다. 지질이 독성산소의 영향을 받아 산화되면 혈관 벽에 고이게 된다. 다르게 말하면 혈관이 녹이스는 것이다. 이렇게 되면 혈관 벽은 서서히 부풀어 탄력을 잃게 된다. 이러한 증상이 동맥경화이며 관상동맥이나 뇌에서 생기면 심근경색이나 뇌경색 등으로 발전하게 된다.

피부가 자외선에 노출되어 독성산소가 과도하게 발생하면 멜라닌 색소가 형성되고 신진대사가 원활하지 않으면 기미, 주근깨가생기게 된다. 또한 독성산소는 피부의 콜라겐과 엘라스틴(Elastin)을 산화시켜 구조 단백질을 변성시킨다. 이로 인해 피부는 탄력을 잃게 되고 주름이 생긴다.

위와 같은 증상을 독성산소로 인한 대표적인 예로 들었지만 이 밖에 백내장, 치매, 아토피성 피부염도 직접적으로 독성산소와 관련이 있는 질환으로 알려져 있다.

현대 사회에서 가장 두려운 난치병이라 할 수 있는 암도 근본적으로는 과도하게 생성된 독성산소에 의한 유전자 장애에서 생겨난다고 볼 수 있다.

질병의 90% 독성산소 영향

미국 존스 홉킨스대 의과대학 – 모든 질환(90%)이 독성산소에
영향받아, 10%는 세균과 바이러스성 질환
세균성 질환도 독성산소 증가시 체내 증식 빨라져

기 관 계	대 표 적 증 상
순환기/호흡기계	심근경색, 동맥경화, 폐렴, 협심증 등
뇌신경계	뇌경색, 간질, 뇌출혈, 파킨슨병, 자율신경장애 등
소화기계	위염, 위궤양, 위암, 간경변, 클론병(국한성장염), 췌장염
혈액계	백혈병, 패혈증, 고지혈증 등
내분비계	당뇨병, 부신(副腎), 대사장해 등
피부계	아토피성피부염, 일광(日光)피부염, 광선과민증 등
안과계	백내장, 망막변성증 등
종양계	흡연에 의한 암, 화학발암, 방사선장해 등
결합조직계	관절류머티즘, 자기면역질환, 교원병

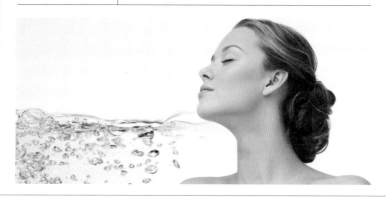

H₂ 사망원인 1, 2, 3위는 성인병이 만든다

오늘날 사람이 죽게 되는 이유를 살펴보면 각종 암, 뇌혈관 질환, 심장 질환 등이 1, 2, 3위를 차지하며, 이는 성인병이라 불리는 '생활습관병'으로 분류된다. 독성산소는 세포를 변형시킬 뿐 아니라 과산화지질이라는 물질을 생성하기 때문에 생활습관병의 원인이자 만병의 근원으로 지목되었다.

일본 히로시마대학 이와 노부히코 교수는 다음과 같은 연구 결과를 발표했다.

'독성산소가 혈액 속에 존재하면 혈액 속 적혈구가 응집되고 끈적끈적하게 되면서 소실이 되어 각종 병을 유발하게 되는데, 이러한 적혈구에 수소수를 투여하면 끈적끈적한 점성도 없어지고 적혈구도 죽

지 않아 노화도 예방할 수 있다.'(2009)

세포는 대부분이 지질로 구성되어 있으며 독성산소가 지질을 공격하면 지질이 산화되어 과산화지질이 된다. 쉽게 산화되는 특성을 지닌 과산화지질은 다른 세포를 죽이거나 상하게 만들 뿐만 아니라 끈적끈적한 점성 때문에 혈관을 막히게 만드는 원인이 된다.

과산화지질은 단백질을 변형시켜 혈관 벽 등에 부착시킨다. 콜레스테롤, 중성지방 등이 혈관 벽에 부착되면 혈관 벽이 굳어져 경화증이 생긴다.

과산화지질은 또한 세포 내 효소 활동을 저하시켜 노화색소(리포푸스친)를 축적시킨다. 노화색소는 노인의 뇌와 신경세포, 심장근육에서 발견되며 노화의 일반적인 지표이다.

독성산소가 연쇄 반응하여 DNA를 공격하면 돌연변이를 일으켜서 암을 발생시킨다. 암세포에서는 반드시 과산화지질과 단백질의 결합 물질을 볼 수 있다.

독성산소는 세포막 또는 세포막 내부의 막 구조물에 장애를 주어 세포의 기능을 저하시키거나 파괴한다. 이것이 전신으로 퍼지면 노화 현상이 된다. 독성산소는 뇌세포 내에서 단백질과 굳게 결합하여 노인성 치매의 원인이 된다.

독성산소로 인해 피부막의 피하지방이 산화되면 과산화지질이 생겨 기미가 생기거나 여성의 경우 안면 흑피증이 생긴다. 과산화 지질이 형성되면 그렇지 않은 사람에 비해 피부질환 가능성이 20배 가량 증가한다.

고강도의 신체활동이 지속되면 산소가 지나치게 섭취된다. 이는 인체 내에서 에너지 대사에 필요한 산소와 균형이 깨져 불안정한 화학구조를 가진 독성산소를 만들어낸다. 특히, 손상노화이론에 입각해 보면 독성산소는 노화의 주요 원인이며 만병의 근원이 된다.

그러나 우리 인체 내에는 이에 대응하는 SOD, CAT, GPX와 같은 항산화효소 방어체계가 독성산소를 물이나 완전한 산소로 반응시켜 에너지원으로 사용할 수 있도록 하며, 그 외에 비타민, 무기질 등의 항산화제는 독성산소의 해독제와 같은 역할을 한다.

수소는 다른 항산화제보다 항산화력이 매우 뛰어날 뿐 아니라 특별한 장점들을 가지고 있어 차세대 항산화제로서 기대를 모으고 있다.

TIP

리포푸스친(Lipofuscin, 노화색소)

성인 뇌신경세포의 세포질에 밀집해서 나타나거나 세포질 전체에 고르게 분포하고 있는 황갈색 내지 황색의 과립이다. 전에는 노화내지 만성질환에 의해서 나타나는 색소로 생각되어 소모색소로 불렀다. 이 미세한 과립에는 리포이드가 함유되어 있으므로 리포푸스친 내지 리프크롬 색소로도 불리며 리소솜에서 유래된 것으로 추측되고 있다. 이것은 나이가 들어감에 따라 증가하는데 하올리브 핵이나 척수 전각의 신경세포는 소아에게서도 볼 수 있다.

항산화제란 무엇인가

인체가 본래 가지고 있는 독성산소 방어기능이라고 할 수 있다.

인체에는 독성산소에 대한 여러 가지 해독, 방어기구가 준비되어 있다.

우선 독성산소를 제거하는 인체 내 천연효소로서 항산화효소(Superoxide Dimutase, SOD)가 있다. SOD는 태어나서부터 20대까지는 왕성하게 생성되지만, 30세를 전후하여 생성속도가 느려지며 35세~40세가 되면 더 이상 생성되지 않게 된다.

인체의 노화는 30세를 전후하여 시작되는데, 그 원인은 독성산소를 제거하는 SOD 효소가 점차적으로 줄어들다가 마침내 생성되지 않기 때문이다. 따라서 40대 이후에는 항산화효소의 역할을 대체할 수 있는 항산화제가 필요하다.

인체내 항산화 천연효소인 SOD는 1~20세에 왕성하게 생성되다가 30세 전후로 점차 줄어들어 생성이 멈춘다. 그러다 40세 이후에 항산화제가 필요하게 된다. 천연 항산화제는 비타민 A, 비타민 C, 코엔자임 등이며 체내에서 생성되는 항산화효소 외에 음식 등으로 섭취하는 항산화제도 있다.

바로 비타민 C와 비타민 E, 그리고 녹황색 채소에 들어있는 베타-카로틴 등이다. 베타-카로틴은 비타민 A 2개가 결합된 물질로 비타민 A와 같은 역할을 한다. 또한 소변 속의 요산도 독성산소를 제거한다.

코엔자임 Q10(Coenzyme Q10)은 인체 내 약 60조에 달하는 세포가 제대로 기능을 하기 위한 에너지원 ATP를 생성하는데 필요한 효소이다. 코엔자임은 에너지 생성의 마지막 단계에서 '항산화작용'을 통해 ATP를 생성한다. 질병, 스트레스와 환경 오염, 나이가 증가함에 따라 체내 조직의 코엔자임 Q10의 보유 수준은 점점 줄어든다.

코엔자임 Q10은 항산화 효과를 통해 피로회복, 심혈관 건강 유지, 콜레스테롤 수준 유지, 노화방지 효과, 정자 무력증, 잇몸 건강, 면역체계 강화, 체중감량, 우울증 증상 개선이 주된 효과로 보고되어 있다.

마지막으로 최근 세계 여러 연구기관에서 뛰어난 항산화 효과가 검증되고 있는 수소가 있다.

인체는 산소를 모두 흡수하지 않고 2~3%가 독성산소로 변하는

데, 활성산소는 인체에서 병균을 막아주는 역할을 하는 좋은 활성산소와 반응성이 너무 격렬해 세포에 피해를 입히는 독성산소로 나뉘게 된다.

수소에는 독성산소(하이드록실 래디칼, Hydroxyl Radicals)만을 선택적으로 제거할 수 있고, 인체 각 기관 및 뇌세포까지 도달할 수 있는 유일한 항산화제이다. 또한 인체의 세포는 물과 기름으로 구성되는데 수소는 물과 기름 양쪽 모두에 녹기 때문에 세포 구석까지 들어가 독성산소를 제거할 수 있다.

수소는 독성제거능력이 비타민 C보다 무려 176배, 코엔자임 Q10보다 865배가 들어 있다. 더구나 인체에 무해하고 독성산소만을 선택적으로 제거할 뿐만 아니라 환원 작용 후 남는 물질이 순수한 물이란 점도 장점이다. 여기에 많이 섭취해도 확산성으로 인해 인체에 전혀 남아있지 않는다.

우리가 매일 호흡하는 산소는 2~3%가량이 에너지대사에 활용되지 않고 남아서 독성산소가 된다. 독성산소는 강한 공격력을 가지고 있어 스트레스 등으로 과하게 만들어지거나 독성산소를 제어하는 SOD(항산화효소)가 부족해지면, 정상세포를 산화시켜 노화와 세포 변형을 이끄는 주된 원인이 된다.

쇠가 녹이 슬거나 사과를 깎아두면 공기와 만나 갈색으로 변화하듯 몸의 세포도 독성산소가 필요 이상으로 잔존하면 녹이 슬게 된다. 수소는 강력한 환원제로서 독성산소를 만나면 순수한 물이 되어 몸 밖으로 배출된다.

H₂ 항산화제로서의 수소수(水素水)

수소수에 대해 먼저 자세히 이해를 해보도록 하자.

'수소수'(水素水:Hydrogen Water)는 '수소풍부수'(Hydrogen Rich Water)라고 부르기도 하며 '수소가 (풍부하게) 함유된 물'을 뜻한다. 자연 상태에서는 '수소가 들어있는 물'은 거의 존재하지 않는다. 일반 수돗물은 물론 시중에서 시판되는 생수에서도 수소(분자)는 포함되어있지 않다.

물은 수소와 산소로 이루어져 있다. '수소가 들어가 있는 물'이라는 표현은 물 분자(H2O) 사이에 수소분자(H2)가 들어 있는 형태를 말한다. 물 분자(H2O) 자체를 구성하고 있는 수소(H2)와는 별도로 수소분자(H2)가 물속에 들어가 있는 형태를 '수소수'라고 부르는 것이다.

왜 물이 중요한가?

물은 사람을 포함한 모든 생명의 모체이며 근원이다.

체내 수분의 70%는 세포 내에, 19%는 조직과 조직 사이에, 8%는 혈액에 포함된 형태로 존재한다. 각 기관별로 보자면 혈액은 99%, 뇌는 83%, 심장은 79%, 근육은 76%, 뼈는 22%, 피부는 72%가 수분이다.

물이 인체 각 부분에 물이 도달하는 시간이 있다.

물을 마시면 혈액과 림프액이 되어 온 몸을 순환하는데, 30초 후면 혈액에 흡수되고, 1분 후 뇌, 생식기, 태아에 전달된다. 10분 후에는 피부조직에, 20분 후에는 간, 심장, 신장에 도달한다.

또 혈액과 림프액의 '흡수-순환-정화-배설'절차에 의해 산소와 영양이 운반되고 혈액순환이 정상적으로 유지되며, 세포를 활성화시켜 면역력과 활력을 유지하게 된다. 동시에 노폐물을 몸 밖으로 배출한다.

물은 이처럼 생명유지에 필수적인 근본이며, 인체의 각 부분으로 세포수준에서 영양 및 기타 물질을 전달할 수 있는 가장 좋은 수단이다.

그래서 충분한 수분이 없으면 혈액순환, 정화가 정체되고 체내에 독소가 쌓여 세포는 활력을 잃고 치유력과 면역력이 약해진다.

수소(H_2)는 따로 떨어져 있는 산소(O_2)를 만나면 곧바로 결합해 물(H_2O)로 바뀌는 성질을 갖고 있다. 독성산소는 인체 내에서 어떤 물질과도 결합하지 못한 채 떨어져 나와 떠도는 상태의 산소이며 수소는 몸 안에서 독성산소를 만나면 순간적으로 결합해 물로 바뀐다. 이

물은 시간이 지나면 소변이나 땀 등으로 몸 밖으로 빠져 나간다. 수소와 산소가 만나면 물이 되는데, 과학용어로 '환원'이다.

산화와 환원은 지구상의 모든 현상 중에서 가장 보편적이고 기본적인 원리이다.

산화는 '어느 물질이 산소와 화합하는 것', 또는 '화합물에서 수소를 빼앗는 반응'이고, 환원은 '산화물에서 산소를 제거하는 것', 또는 '수소와 화합하는 반응'이라고 표기되어 있다.

산소가 강력한 산화력을 가지고 있다면, 수소 또한 그에 상응하는 환원력을 가지고 있다. 간단히 말하자면 산화는 '녹이 스는 현상'이고 인체에서 일어나는 산화는 독성산소가 세포를 녹슬게 하는 것이다. 산화에 추대항하는 최고의 수단은 환원작용이며 환원작용의 주역은 가장 강력한 환원력을 가진 수소라고 할 수 있다.

H₂ 오타 교수의 논문에서 밝혀진 항산화 수소수

2007년 수소 연구의 권위자인 일본 의과대학 오타 교수는 그의 논문에서 수소수가 독성산소를 효과적으로 제거한다는 결과를 발표했다. 그의 실험 결과는 다음과 같다.

수소수는 독성산소만을 선택적으로 제거한다고 한다.

활성산소에는 크게 4종류가 있다. 그 중 가장 활동적이며 세포에 피해를 입히는 것이 바로 하이드록실 래디칼이다.

수소는 활성산소 중에서도 가장 독성이 강한 하이드록실 래디칼($.OH$)에 대해 선택적으로 반응하는 특성이 있다.

활성산소는 모두 세포에 손상을 주는 것으로 여겨지지만 그렇지 않다. 슈퍼옥사이드(O_2-)나 과산화수소(H_2O_2)는 고농도에서는 독성을 보이지만 저농도에서는 인체의 면역체계에 유익한 역할을 한다.

　이런 활성산소들마저 수소가 모두 물로 만들어버린다면 오히려 건강을 해치게 되어 바람직하지 않다. 하지만 수소는 이 같은 인체에 무해한 활성산소들과는 반응(환원작용)하지 않고, 세포에 가장 유해한 독성산소인 하이드록실 래디칼을 선택적으로 제거하는 특성을 가지고 있다. 이러한 특성으로 인해 수소는 가장 이상적인 항산화 물질이라고 말할 수 있는 것이다.

TIP

수소의 선택적 항산화 작용

2007년 일본의대 오타 시게오(太田成男) 교수는 수소의 효과에 대한 획기적인 연구결과를 세계적인 의학연구학술지인 네이처 매디슨(Nature Medicine)에 발표하였다. 오타 교수의 논문에서 가장 중요한 내용은 '수소가 선택적으로 독성산소의 상해로부터 세포를 지킨다.'는 사실을 증명한 것이다. 오타 교수는 이 논문에서 수소는 생명체의 신경전달이나 면역작용, 세균의 진입을 막는 작용 등과 같은 유익한 작용을 하는 활성산소와는 결합하지 않고, 유해한 독성산소가 발생한 시점에만 환원하는 선택적 독성산소 제거 방식으로 세포를 지킨다는 것을 검증해 보였다.

세포 속에서 수소만이 자유롭게 돌아다니며 효율적으로, 게다가 신체에 유해한 독성산소가 발생한 시점에만 환원한다는 믿기 힘든 연구 성과였다. 사실 오타 교수가 연구논문을 제출하자 심사위원들조차 처음에는 믿기 어렵다며 몇 가지 의문점을 보충해 다시 제출하도록 요청했다고 한다. 하지만 재검토 결과 확실한 근거를 가진 오타 교수의 '수소수의 효과에 관한 논문'은 마침내 세계적 권위지 〈네이처 매디슨〉에 게재되어 유효성을 인정받게 되었다.

H₂ 뇌와 인체 구석구석까지 씻어내는 수소수

우리 몸의 2/3는 혈액, 림프액, 세포액 등의 체액으로 형태를 바꾼 물에 의해 구성되어 있다. 60조 개의 세포와 3,000종의 효소, 호르몬, 그리고 100조 개의 장내세균들로 인한 화학반응으로 인체는 유지된다.

모든 물질은 물에 녹은 형태로 온 몸을 돌아다닌다. 물은 모세혈관을 통해 뇌나 뼈와 상관없이 온몸을 구석구석 돌아다닐 수 있다. 물에 항산화성을 부여할 수 있다면 온몸의 산화상태를 개선할 수 있다.

수소분자는 모이면 수소가스가 되어 날아간다. 하지만 집합하지 않은 수소분자는 물속으로 녹아들게 하는 것이 가능하다. 이렇게 물속에 녹아든 수소는 독성산소를 제거하는 데 매우 우수한 능력을 발휘한다.

물을 빠르게 받아들여야 하는 세포에는 물이 자유롭게 드나들 수 있는 통로인 물 채널이 있다. 물 채널의 크기는 0.3~1.3 나노미터(나노미터는 1억분의 1미터)로 매우 작다. 항산화 물질인 비타민 C나 베타-카로틴은 물 채널을 통과할 수 없다.

하지만 수소분자의 크기는 0.3 나노미터이므로 뇌를 비롯한 인체 구석구석까지 도달하여 효과적으로 독성산소를 제거할 수 있게 된다.

가장 이상적인 물, 수소수

수소수는 물 그 자체로만 평가한다고 해도 인간이 만들어낸 가장 이상적인 물이라 할 수 있다. 물론 여기에는 올바른 정수 방법과 전기분해 방식을 통해 만들어진 수소수라는 전제 조건이 있다. 처음 수소수가 만들어질 당시부터 의도된 것인지 아닌지는 모르겠으나, 결과만을 두고 본다면 정수와 전기분해를 거치며 만들어진 수소수의 물은 가장 좋은 물의 이상적인 전형이라고 할 수 있을 것이다.

수소수를 구성하고 있는 물이 왜 좋은 물인지 판단하기 위해 우선 좋은 물, 건강한 물이 과연 어떤 것인지 알아야 한다.

전기분해(전해)방식을 통해 만들어진 수소수는 이 같은 좋은 물의 기본요건을 완벽하게 갖추고 있는 물이다.

전기분해 수소수가 이렇게 이상적인 물의 형태를 갖추게 된 것은 '수소가 함유된 물'을 만들기 위한 생산과정의 필연적인 결과라고 할 수 있다.

좋은 물이란 오염되지 않은 순수하고 깨끗한 물(세균이나 인체에 해로운 이물질이 함유되어 있지 않아야 한다)로 칼슘, 나트륨, 칼륨, 마그네슘 등 미네랄이 적당히 함유된 물(인체 내의 신진대사를 원활하게 하는 역할)이다.

끓이지 않은 생수(물을 끓이면 생수 속에 있는 용존산소와 미네랄이 파괴돼 물 고유의 생명력도 함께 파괴되어 버린다)로 수소이온농도(pH)는 약알칼리성(인체에 흡수가 빠르고 산성화를 방지)이며 무색무취해야 한다.

수소는 각각의 수소원자가 있고, 두 개의 원자가 손을 잡고 늘어서 있는 수소분자가 있다. 많은 사람들이 수소는 반응성이 강렬해 터지는 것으로 알고 있지만, 실제로 수소분자는 불에도 잘타지 않는 특성이 있다. 이것은 수소가 가지고 있는 '확산성' 때문이다.

확산성이란 그대로 두었을 때 공기 중으로 빠르게 날아다니며 흩어지는 성질을 말한다. 수소는 확산성으로 인해 공기 중에 두면 금방 흩어지지만, 체내에 흡수되었을 때는 독성산소가 없으면 쌓이지 않고 몸 밖으로 배출되어 남아있지 않는다.

따라서 수소는 많이 마셔도 인체에 부작용이 없다.

오히려 수소를 인체에 흡수될 때 까지 물 속에 붙들어두는 것이 인체에 좋은 수소수의 핵심이라 하겠다.

좋은 수소수란 무엇인가

일본의 경우 수년간의 장기 불황에도 불구하고 수소수 시장이 점점 더 커져가고 있다. 도쿄전력 그룹의 자회사인 TAKAOKA 등 수소수 상품을 생산하는 기업에 대한 관심도 높아지고 있으며 다양한 형태와 크기의 밀폐용기에 담긴 수소수들이 시판되어 큰 인기를 누리고 있다.

그러나 현재 가장 뛰어난 항산화제로서 각광받고 있는 수소수에는 몇가지 해결해야 할 과제가 있다. 수소수에 포함된 수소가 인체에 전달되기까지 잘 머물러 있어야 한다는 중요한 전제조건이 필요한 것이다.

결국 좋은 수소수란 수소용존량이 많은 수소수이자 수소용존 시간이 긴 수소수, 온도변화에도 수소용존량이 높은 수소수라고 할 수 있다.

앞에서 밝힌 치유의 물로 알려진 세계의 기적의 물들은 뛰어난 효과와 비례하여 수소수 용존률이 높다. 프랑스의 루르드 샘물이 약 800ppb로 가장 높고 독일의 노르데나우 물이 약 450ppb, 멕시코의 트라코테물이 약 200ppb로 측정된 바 있다.

본래 수소 포화용존량은 20℃ 상온 대기압에서 1,600ppb이지만, 수소를 물 속에 용존시키는 기술이 개발됨에 따라 높게는 1,500ppb까지 다양하게 용존시킬 수 있다.

좋은 수소수는 수소용존 시간이 길어야 한다. 아무리 수소를 풍부하게 용존시킬 수 있다 하더라도 인체에 흡수되기 전에 수소분자가 물에서 빠져나가 확산되어 버린다면 소용없을 것이다.

사실, 현재 일본 등에서 시판중인 수소수 상품들은 수소수 용존률을 정확하게 표기하거나 측정하지 않아 문제가 되고 있다.

수소는 플라스틱 용기도 통과해 날아가버릴 정도로 분자 크기가 작고 확산성이 뛰어나기 때문에 시간이 지나갈수록 수소수내 수소용존량은 줄어들게 된다. 따라서 중요한 점은 수소가 수소수에 얼마나 오래도록 머무르게 만드느냐에 관한 것이다.

가장 활발한 연구와 시제품 출시로 수소수의 종주국이라 할 수 있는 일본에서도 이 문제에 대해서 특별한 해결책을 가지고 있지 않은 것이 현실이다.

오히려 수소수를 측정해서 판매하는 곳이 전혀 없기에 수소 연구의 권위자인 일본 의과대학 오타 교수는 수소가 포함되어 있지 않은 수소수 상품들이 판매되지 않도록 여러 매체를 통해 소비자들에게 주의의 메시지를 보내기도 했다.

물속에 수소를 오래도록 용존시킨 채로 유지시킬 수 있는 기술이 있다면 수소수가 건강에 좋은 영향을 미치도록 만드는 데 혁신적인 역할을 하게 될 것이다.

좋은 수소수의 세 번째 조건은 온도변화에도 수소용존량이 높아야 한다. 수소수 속에 포함된 수소는 온도변화에 매우 민감하다.

수소는 분자 형태로 물 속에 섞여 들어가 있는 것일 뿐이므로 온도가 변하면 곧 날아가 버리고 만다.

수소수 속의 수소는 온도가 올라갈수록 용존량이 작아지며 끓는 물에서는 완전히 날아가버려 용존량이 0이 된다. 섭씨 50도만 되어도 대부분 공기중으로 날아가 버리기 때문에 따뜻한 차나 요리 등으로 폭넓게 사용되기 위해서는 온도변화에도 불구하고 수소 용존량이 높은 수소수가 필요하다고 하겠다.

TIP

수소수 특징

1. 산소의 불안정으로 생성된 독성산소는 인체에 해를 끼침
2. 독성산소는 인체내 세포조직을 손상시키고 결합, 세포들을 파괴시킴.
3. 세포를 파괴하는 것을 막기위해 수소는 독성산소와 결합
4. 독성산소는 수소와 결합, 건강하고 안전한 물이되어 체내에서 배출

인체와 물의 역할

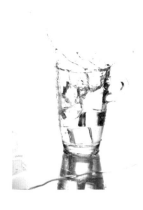

물은 입, 위, 장을 거쳐 혈액, 신장 등의 순서로 순환하면서 혈액과 조직액의 순환을 원활하게 하여 혈액을 중성 또는 약알칼리성으로 유지시켜 준다. 또한 영양소를 용해, 흡수, 운반해 신진대사를 활발하게 해주고 체내에 불필요한 노폐물을 배설시켜 주는 역할을 한다. 물은 열에너지의 함유성이 매우 좋아서 체온 조절에 가장 적합한 매체이기도 하다.

물은 체온을 조절할 뿐만 아니라 생체 에너지를 만드는데도 중요하다.우리 몸의 세포는 생체 에너지를 끊임없이 만들어내는 일종의 생화학공장이다. 이때 물은 세포공장의 용매이자 원료로 이용된다. 물이 없으면 생화학 공장의 대사과정이 멈추고 생명은 끝나게 되는 것이다. 또 물은 생명의 전깃줄로도 불린다. 생명현상을 유지하기 위해서 사람의 뇌는 약 60조 개의 세포에 끊임없이 생체기능조절 신호를 보내고 있다.

이 전기적 신호는 소금과 미네랄 성분이 녹아있는 물(혈액)을 통해 전달된다. 이 신호가 끊어지면 생체기능이 바로 정지된다. 이 같은 전기적 신호를 일정하게 전달하기 위해서는 수소이온농도가 7.4로 일정해야 한다. 물이 주성분인 혈액은 산소와 영양을 공급하며 대사과정 중에서 전기적 에너지를 만들고 남은 찌꺼기를 흘려보낸다.

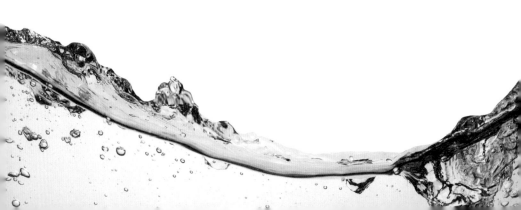

수소수 어떻게 마시는 것이 좋을까?

물을 마실 때 한 번에 체내에 흡수되는 물의 양은 불과 50cc(소주잔 한잔 정도)정도
에 불과하고 나머지는 소화기관과 신장을 거쳐 소변으로 배출되며 이것을 '장순환(腸
循環)'이라고 한다. 한 모금씩 조금씩 마시는 물은 몸에 전부 흡수되어 몸 전체를 돈
다고 하여 '체순환(體循環)'이라고 하는데 이렇게 마신 물이라야 몸 전체를 돌아 노폐
물을 제거할 수 있다고 한다.
건강한 성인의 경우 하루에 1.5ℓ이상의 물을 마시는 것이 좋으며 질병이 있는 성인이
라면 2ℓ이상의 물을 마실 것을 권하고 있지만 한꺼번에 많은 양을 급하게 마시는 물
이라면 체순환을 하지 못하고 장순환만 하기 때문에 물을 마시는 효과가 줄어든다.
따라서 천천히 적은 양을 자주 마시는 것이 좋다.

수소수로 수소를 대량 섭취해도 괜찮은가?

수소는 많이 섭취해도 아무런 문제가 없다. 그것이 산화작용을 하는 산소와 크게 다
른 점이다. 수소는 체내로 들어와도 확산되기 쉽기 때문에 남은 수소는 가스가 되어
내쉬는 숨으로 배출된다. 아주 많이 먹어도 소변이나 땀 등으로 배출된다.

수소수를 임산부나 아기가 마셔도 괜찮은가?

수소수는 수소가 풍부하게 함유된 인체에 유익한 물이며, 부작용이 없어 누구나 안심
하고 마실 수 있다. 이 물을 마심으로써 체내가 정화되고 면역력도 높아져 저항력이
생긴다.

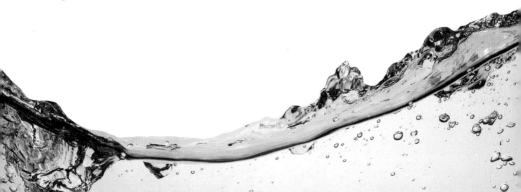

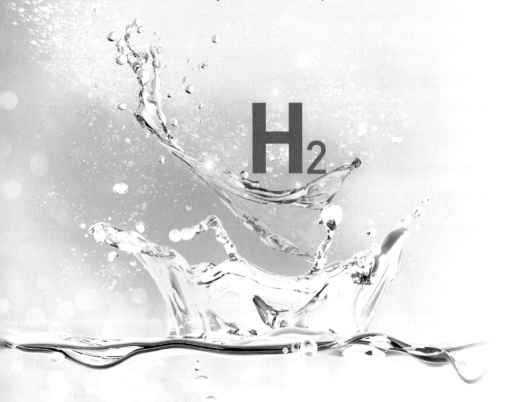

Part 2

질병에 대응하는
수소수

H₂

Hydrogen Water

우리가 수소수를 마시면 혈액에 녹아든 수소수는 1분 후에는 뇌에 도달한다. 뇌는 인체가 사용하는 산소량의 약 20%를 필요로 하는 곳이다. 혈액 속에 녹아 있는 수분은 산소도 공급하기 때문에 충분한 물을 마시면 머리가 맑아지는 느낌도 들게 한다. 그런데 한편으로 뇌가 산소를 많이 사용한다는 것은 그 속에서 발생하는 독성산소도 많다는 것을 의미하기도 한다.

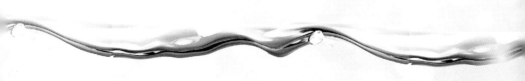

당뇨병의 예방과 개선에 탁월한 수소수

수소수가 인체의 질병을 치유하는 효과는 이미 다방면의 연구를 통해 입증되고 확인되고 있다. 이에 수소수가 각 질병에 어떻게 작용하는지 대표적인 질병들을 통해 알아본다.

질병은 크게 바이러스나 세균 등에 감염되어 생기는 병과 그렇지 않은 병, 즉 성인병(생활습관병)으로 나누어 구분한다. 그리고 많은 수의 학자들은 성인병 (생활습관병)을 일으키는 직접적인 원인으로 독성산소를 지적하고 있다.

이 같은 다양한 생활습관병 중에서도 당뇨병은 고혈압이나 동맥경화 등과 함께 과다한 독성산소의 발생으로 나타나는 대표적인 질병으로 알려져 있다.

이런 이유 때문인지 수소수가 세상에 알려지기 시작할때부터 많은 연구자들뿐만 아니라 일반인들도 수소수의 당뇨병 예방과 개선 효과에 큰 관심을 보여왔다.

당뇨병은 소변에 당분이 많이 섞여 나오는 병이다.

탄수화물 대사를 조절하는 호르몬 단백질인 인슐린이 부족하여 생기는 것으로 소변량과 소변보는 횟수가 늘어나고, 갈증이 나서 물을 많이 마시게 되며, 전신 권태가 따르는 한편 식욕이 갑자기 좋아진다.

일본에서는 당뇨병의 예방과 치료에 수소수를 이용한 연구와 임상 시험이 활발하게 진행되고 있고, 수소수가 당뇨병 치유에 큰 효과가 있다는 다양한 사례들이 보고되고 있다.

많은 연구자들은 당뇨병의 발생 원인을 말할 때 무엇보다도 당뇨병 환자의 몸속에서 독성산소의 결과물인 과산화지질이 증가한다는 것을 지적하고 있다.

여기서 말하는 과산화지질이란, 세포를 둘러싸는 세포막의 주요성분인 불포화지방산이 독성산소에 의해서 산화된 것을 말한다. 과산화지질은 인체에 매우 유해한 독성을 가지고 있다. 한번 세포막의 불포화지방산이 산화되어서 과산화지질로 변화되면 그것은 가까운 불포화지방산을 공격하여 다시 새로운 과산화지질을 만들어 낸다.

이와 같이 연쇄반응이 계속되면 세포막 전체가 과산화지질로 변하여 세포도 죽어버리게 되는 것이다. 그런데 당뇨병 환자의 혈액을 채취하여 조사해보면 건강한 사람과 비교하여 과산화지질이 많이 발생한 것을 알 수 있다. 또한, 정확한 이유는 밝혀져 있지 않지만 인체에서 혈당치를 조절하는 인슐린이 분비되는 췌장의 베타세포는 다른 기관이나 세포들에 비해 독성산소의 공격에 쉽게 손상되는 특징을 보인다고 한다.

이 같은 사실들을 볼 때 결국 독성산소는 당뇨병의 직접적인 발병 원인이라고 볼 수 있다.

실제 수소수가 다른 어떤 질병보다도 당뇨병 개선에 큰 도움을 주고 있다는 것은 다양한 임상사례를 통해 입증되고 있다. 한 예로 2013년 3월 제주도에서 열린 국제 건강 음용수 심포지움에서 일본 수소수계의 권위자인 타자와 교수(Kenji Tazawa M.D.)가 발표한 논문에서도 획기적인 당뇨병 개선 사례를 발견할 수 있다.

이 사례는 수소수를 마시기 전 혈당치가 250이 넘고 당화혈색소 수치 또한 9%가 넘는 중증 당뇨병 환자가 수소용존농도 1.5ppm의 수소수를 매일 1.5ℓ씩 마시기 시작한지 2주 만에 두 수치 모두 정상치에 근접한 수준으로 떨어진 뒤, 수소수를 마신 8개월간 정상치에 머물며 지속되었다는 내용이다.

따라서 당뇨병의 예방과 개선의 출발점은 독성산소의 제거에서 찾아야 하는 것이 당연하다.

이를 위해서는 금연이나 과도한 음주를 피하는 등 가능한 한 독성산소의 과다한 발생 원인으로부터 멀리 하는 것이 우선이겠지만 뛰어난 독성산소 제거 능력을 가진 수소수를 마시는 것도 당뇨병의 예방과 개선에 큰 도움을 줄 것이다.

당뇨병과 관련하여 수소수는 분명 약은 아니다. 또한 공인된 건강보조제라고도 말할 수 없다. 그리고 위에서 말한 사례도 아직까지는 예외적인 사례라고 보는 것이 과학적인 입장에서는 옳은 자세일것이다. 앞으로 더욱 많은 연구와 임상시험을 통해 수소수가 당뇨병에 미치는 긍정적인 효과가 밝혀져야 할 것이다. 그러나 현시점에서 수소수가 당뇨병으로 힘들어 하거나 당뇨병의 발병 위험에 처한 사람들에게 큰 도움을 주고 있는 것은 분명한 사실이다.

다른 어떤 점보다 확실한 것은 약이나 건강보조식품에 비해 수소수를 많이 마신다해도 부작용이 나타나지 않기 때문에 안심하고 마셔도 된다는 것이다.

그런데 그 물이 탁월한 독성산소 제거 효과가 입증되고 있는 수소가 풍부하게 함유된 물이라면 분명 당뇨병의 예방과 개선에 큰 도움을 줄 것이라고 추측한다. 순수한 물 그 자체는 어떤 경우에도 혈당치를 올리지 않는다.

H₂ 수소수로 고혈압과 동맥경화를 막아라

앞서 말한 과산화지질이 가져오는 병은 당뇨병에 한정된 것이 아니다. 대표적인 성인병으로 알려진 동맥경화나 고혈압 역시 독성산소로 인한 과산화지질의 축적이 가져오는 질병이라고 할 수 있다.

우리가 흔히 중풍이라고도 말하는 뇌일혈, 뇌경색의 주요원인이 되는것이 혈관의 벽을 막히게 만드는 동맥경화이다. 이것을 그대로 두어 혈관이 막히면 압력이 올라가게 되어 고혈압을 일으킨다.

나이가 들수록 혈액의 흐름이 원활하지 않으면 병이 생길 수 있기 때문에 혈관 건강이 무엇보다 중요하다. 우리 몸의 혈관은 내막, 중막, 외막으로 구성되어 있다. 혈관의 가장 안쪽에 있는 내막에 콜레스테롤이나 중성지방이 쌓이면 혈관이 좁아지고 딱딱하게 굳어지면서 막히게 되는데 이를 '동맥경화증'이라고 한다.

또한 손상된 내막에 콜레스테롤이 쌓이면 죽종이 형성되는데 이로 인해 혈관의 지름이 50% 이상 협착되고 탄력을 잃게 되는 것을 '죽상경화증'이라고 한다. 최근에는 이를 동맥경화증과 혼합하여 죽상동맥경화증이라고도 한다. 죽상경화증은 신체 여러 부위에서 나타날 수 있다. 뇌동맥에 죽상경화증이 나타나면 뇌경색, 관상동맥에 나타나면 협심증이다.

나이가 들면 나타나는 혈관의 노화 현상은 동맥경화를 더욱 부추긴다.

동맥경화는 각종 장기의 기능을 저하시키고 심장에 혈액을 공급하는 관상동맥을 좁히거나 막아 혈액 순환에 문제를 일으킨다. 그로 인해 협심증이나 심근경색이 일어나고 뇌로 가는 혈관이 막히는 뇌경색과, 뇌혈관이 터지는 뇌출혈 발생의 주요 원인이 된다. 또한 신장 기능을 저하시켜 신부전이나 허혈성 사지질환을 유발하기도 한다.

동맥경화는 때때로 다리 쪽 혈관에 문제를 일으키기도 하는데 이를 말초혈관 폐색성 질환이라고 한다. 이럴 경우 다리 쪽에 혈액을 공급하는 혈관이 막히거나 좁아져 혈액이 원활하게 공급되지 못하고, 치료 시기를 놓치면 조직이 괴사하기도 하며 운동 시 통증, 무감각, 마비 등으로 이어진다. 동맥경화증은 눈에도 생길 수 있다. 혈압과 당뇨병이 잘 관리되지 않으면 당뇨성 망막증이나 고혈압성 망막증이 발생하는데 이는 실명의 주원인이 된다.

이 동맥경화는 혈관의 내벽에 과산화지질이 축적되어 일어난다.

축적이 심하면 혈액의 흐름이 나빠지고 다시 악화될 경우에는 혈류 그자체도 정지해 버린다.

이 질병도 독성산소가 원인이 되어 발생하는 혈관 질병이다.

앞서 살펴본 당뇨병의 경우와 마찬가지로 동맥경화와 고혈압의 개선과 예방을 연구하는 과정에서도 수소수가 과산화지질의 형성을 억제한다는 다수의 연구 결과들이 발표되고 있다.

H₂ 암(癌)의 적수는 수소수

수소수의 다양한 효능과 효과들이 주로 일본을 중심으로 여러 체험사례들을 통해 드러나면서 수소수가 암의 치료 혹은 예방에도 효과가 있는지에 대한 관심도 자연스럽게 늘어나고 있다.

우선 암에 대한 기본적인 이해가 필요하다.

암은 조직 내에서 질서를 무시하고 무제한 증식하는 미분화 세포로 구성된 종괴(腫塊), 또는 종양을 형성하는 병이다.

궁극적으로는 주위의 정상조직이나 기관을 침윤하여 파괴시키고 원발병소(原發病巢)에서 개체의 어떤 기관이든 전이하여 새로운 성장 장소를 만들 수 있어 개체의 생명을 빼앗아 갈 수 있는 질환군을 총칭한다.

병리학적으로는 원발병소가 기인되는 조직세포에 따라 상피성(上皮性) 세포에서 발생하는 암종(carcinoma), 비상피성 세포에서 발생하는 육종(sarcoma)과 혈액의 생성세포에서 발생되는 림프종, 백혈병 등으로 크게 나뉜다. 암종은 편평상피암, 이행성 상피암과 선암을 들 수 있다.

장기별에 따른 암의 발생 빈도는 인종 및 지역 차이에 따라 호발부위가 다르다.

대개 구미지역은 폐암·대장암·유방암 등이 호발하며 우리 나라를 비롯한 동남아 지역에서는 위암·간암·자궁경부암 등이 많다.

암의 발생원인은 아직도 규명되지는 않았으나 내적 요인인 유전적 요소와 외적 요인인 암발생 유발요소로 작용되는 발암 화학물질, 방사선, 자외선 및 우주선, 계속적인 염증과 손상 및 암유발 바이러스 감염의 복합적 요소가 작용하는 것으로 간주된다.

내적 요인인 유전적 요소에 대해서는 동물실험 상 많은 증거가 있으나 인간의 암에 대한 작용 여부는 망막아세포종(網膜芽細胞腫)이나 가족적 대장 이종증 등 일부를 제외하고는 확실한 증거가 없으며, 오히려 외적 요인인 환경적인 요소가 구별하기 어려운 실정이다.

사람에게서 발암물질로 증명되었거나 강력하게 의심되는 것으로는 무엇보다도 담배가 폐암의 가장 중요한 원인으로 대두되고 있는 것을 비롯하여 벤젠 등의 여러 가지 방향성 탄수화물, 아질산염 아민(위암의 원인과 관계가 있다)을 포함한 방향성 아민, 항암화학요법에 사용되는 알킬화제(alkylating agents) 및 염화비닐물질과 과량의 호르몬제 등을 들 수 있고 직업적으로 유관한 방사선과 방사성 물질 및 자외선(피부암) 등이 입증되고 있으며, 바이러스 감염으로는 인후암의 엡슈타인-바르바이러스, 림프선종의 버켓 바이러스, 간암의 헤파티티스 B바이러스, 헤르페스 바이러스 등이 지적되고 있다.

이 가운데 일부 전문성 없는 사람들이 수소수가 마치 암 치료에 특효라도 있는 것처럼 과대광고를 일삼으며 암으로 고통 받는 환자들과 그 가족들을 대상으로 검증되지도 않은 수소수 관련 상품을 무책임하게 판매하는 일도 종종 벌어지고 있다.

다시 한 번 강조하지만 수소수는 약이 아니다. 암을 치료하는 항암제나 항암보조제는 더더욱 아니다. 앞서 살펴본 세계의 기적의 물의 사례처럼 수소수를 마시고 기적적으로 암이 완치된 사례도 있을 것이다. 그러나 그러한 사례만을 가지고 모든 암에 효과가 있다고 말하기에는 아직 수소수에 대한 연구가 너무나 부족한 상태이다. 따라서 지금은 수소수의 여러 효과와 효능들을 중심으로 조심스럽게 다양한 가능성들을 탐구하고 실험해가야 할 시점이라고 할 수 있다.

현 시점에서 분명하게 말 할 수 있는 것은, 지금까지 진행된 연구와 체험사례들을 기반으로 수소수는 건강한 인체를 만들고 유지해나가는데 큰 도움을 줄 수 있다는 사실에 미루어 미래의 '생명수'로서 각광받게 될 가능성이 충분하다는 점이다.

아직까지 어떤 암도 완벽하게 치료하는 항암제가 없는 상태에서

수소수는 어쩌면 인체 스스로 암을 예방하고, 발병한 암을 이겨나갈 수 있는 건강한 몸과 강력한 면역 기능을 만드는데 큰 도움을

주는 물이라고 보는 것이 좋을 것이다.

암에 대한 수소수의 가능성은 주로 독성산소의 세포 공격과 혈액의 산화 등을 중심으로 진행되고 있다.

세포의 DNA가 독성산소에 공격당했을 때에 일어나기 쉬운 병이 암이라는 것은 이미 많은 연구기관에서 검증되어 있다.

최근의 연구에서 밝혀진 사실은, 혈액이 산성화되면 산성 노폐물이 체내에 축적되는데 이것이 몇 년간 계속되어 어느 부위에 산성 물질이 쌓일 경우 그 부위의 세포는 죽기 시작한다는 것이다. 또한, 어느 세포는 비정상적인 상태로 변하여 살아남게 되는 데 이를 악성 세포라고 부르며, 이 악성세포가 뇌로부터의 명령이나 세포 내 유전인자로부터의 명령을 듣지 않고 제멋대로 세포 분열 등을 하게 되는 것이 바로 암이다.

서양의 현대의학은 이러한 악성 세포를 마치 박테리아나 바이러스와 같이 취급하여 화학요법, 방사선 또는 수술 등의 방법으로 제거하려 하지만 큰 진전을 보지 못하고 있는 실정이다.

최근에 와서 대체의학에 관심이 많은 일본과 독일의 의사들을 중심으로 암 치료가 제대로 되지 않는 이유가 암의 근본 원인 중 하나인 독성산소의 제거 또는 암 발생 부위의 산성화라는 기본 요인은 손대지 않은 채 제한적으로만 치료 또는 처방하기 때문이라는 주장이 빠르게 퍼져 나가고 있다.

이같이 암의 발병원인과 확산(전이)에 대한 기본적인 생각이 달라지면서 암의 원인이 되는 독성산소를 빠르게 제거하는 수소수가 주목

받고 있고, 국내외적으로 이에 대한 보다 심도 있는 연구가 진행되는 추세를 보이고 있다.

H₂ 피부를 보호하라
(아토피, 기미, 주근깨, 여드름)

피부의 기미나 주근깨, 여드름 등도 결국 독성산소로 인해 피부안에 형성된 산화물의 결과라고 할 수 있다. 특히 기미와 주근깨, 여드름 등은 피부 표피와 진피층 사이의 멜라닌 세포를 만들어내는 세포층이 독성산소로 인해 자극을 받아 생긴다는 것이 많은 연구를 통해 밝혀지고 있다.

아토피의 경우 현재까지 정확한 원인이 밝혀지지 않았으며 일반적으로 서구화된 식습관, 환경오염으로 인한 공해, 면역반응 및 피부보호막의 이상 등이 주요 원인으로 지목되고 있다. 이들 중 가장 유력한 원인은 실내 온도 상승으로 인한 집먼지 진드기 등이 피부에 알레르기를 일으켜 가려움증과 습진을 유발한다는 이론이다.

피부의 기미나 주근깨, 여드름 등도 결국 독성산소로 인해 피부안에 형성된 산화물의 결과라고 할 수 있다. 특히 기미와 주근깨, 여드름 등은 피부 표피와 진피층 사이의 멜라닌 세포를 만들어내는 세포층이 독성산소로 인해 자극을 받아 생긴다는 것이 많은 연구를 통해 밝혀지고 있다.

아토피의 경우 현재까지 정확한 원인이 밝혀지지 않았으며 일반적으로 서구화된 식습관, 환경오염으로 인한 공해, 면역반응 및 피부보호막의 이상 등이 주요 원인으로 지목되고 있다. 이들 중 가장 유력한 원인은 실내 온도 상승으로 인한 집먼지 진드기 등이 피부에 알레르기를 일으켜 가려움증과 습진을 유발한다는 이론이다.

수소는 항산화작용, 항염증작용과 함께 항알레르기 작용을 한다.

의학계에서도 산화, 염증, 알레르기는 모두 다른 것이라고 여겨왔으나, 최근 이러한 현상들의 근본적인 원인, 즉 세포의 손상과 변형에 연구의 초점이 맞춰지면서 다른 질환들이 동일한 원인에서 출발하는 다양한 증상들로 보는 견해가 설득력을 얻고 있다. 세포의 손상이 일으키는 결과가 다양하지만, 근본적인 원인에는 세포를 손상시키는 독성산소가 영향을 미치고 있는 것이다.

젊은 시절에는 자외선에 노출되어 독성산소인 슈퍼옥사이드 래디컬이 발생하더라도 SOD라는 효소가 곧바로 나와 이 독성산소를 제거하지만, 30세 전후부터는 이 효소가 원활하게 나오지 않기 때문에 피부에 산화의 흔적이 남기 쉬운 것이다. 사람에 따라 개인차가 클 수는 있지만 대체로 40~50세가 되면 피부에 그 사람의 실제 나이가 나타나게 되는 것도 독성산소와 SOD간의 이 같은 관계에서 비롯된다고 볼 수 있다.

독성산소가 피부에 미치는 영향을 알게 되면 피부 미용을 위해 수소수를 활용해야 하는 이유도 분명해진다.

식생활이나 생활습관 속에서 과도한 독성산소가 발생하지 않도록 하는 일과 수소수를 마시거나 피부에 바르는 것도 피부미용에 큰 도움을 줄 수 있을 것이다.

예를 들어 기미, 주근깨나 여드름이 있는 곳에 수소수로 직접 세안을 하거나 수소수 마사지 등의 방법으로 찜질해주면 된다.

수소수가 피부에 직접 흡수되므로 독성산소를 제거하고 피부세포의 신진대사를 활발하게 만들어 한층 젊어진 피부를 기대할 수 있을 것이다.

H₂ 다이어트와 피로회복

최근 멋지고 아름다운 몸매를 원하는 사람들이 늘어남에 따라 다이어트에 대한 관심도 높아졌다. 비단 여성뿐 아니라 남성들까지도 소위 '몸짱'이 되기 위해 부단히 노력하는 것이 어렵지 않게 볼 수 있는 사회적 현상이다.

최근 연구에 따르면 수소가 지방을 태우는 지질대사를 촉진하고, 단백질의 합성을 약화시킨다는 점이 밝혀졌다. '유전자 스위치'는 생활환경이나 음식 등 생활환경에 따라 여러 유전자의 활동을 시작하게 만드는 '스위치'를 켜거나 끄는 역할을 하는데 수소는 지질대사를 가속하는 유전자 스위치 역할과 동시에 단백질 합성을 억제하는 스위치 역할을 하는 것이다.

수소의 유전자 스위치에 대한 역할 역시 아직 완벽하게 밝혀지지는 않았으며 현재 여러가지 연구가 시도 중이다.

지방을 태우는 것이 활발해지고 단백질의 합성이 느려진다는 것은 결론적으로 다이어트에 효과적이라 말 할 수 있다.

피로회복 역시 수소수와 밀접한 관계가 될 수 있다.

운동선수들은 경기력 향상을 위해 다양한 노력을 한다. 식이요법과 더불어 효과적인 다양한 연습방법을 택하는데, 이러한 노력들은 운동능력 향상 뿐만 아니라 운동 후 피로회복이 주요목적이기도 하다.

반복적으로 운동을 해야 하므로 다음 경기를 하기 위한 빠른 피로회복이 필요하며, 이를 위해 충분한 수분 섭취나 운동 후 스트레칭, 마사지 온열요법 등 다양한 방법이 사용되고 있다.

연구를 통해 격렬한 운동이 항산화 생성 수준을 감소시키고 근조직과 혈액에 지질과 산화를 증가시킨다는 결과가 발표되었다. 운동을 통한 산화스트레스는 생리적인 변화를 일으켜 근육 피로와 근육 손상을 일으키기 때문이다.

격렬한 운동으로 인해 인체에서는 '젖산'이 만들어진다.

최근 연구 결과에 따르면, 수소수를 마시면 운동을 똑같이 해도 젖산이 쌓이지 않을 뿐더러 근육의 피로를 없애준다는 사실이 밝혀졌다. 피로회복에 수소수의 역할이 크다는 것이 증명된 것이다.

운동 후 누구나 물을 마신다. 그런데 이 때 이왕이면 수소수를 섭취하면 밖에서 밝혀진대로 근육을 보호하면서 빠른 몸회복이 이뤄진다는 결론이 나온다.

가끔 일본에서 벌어지는 운동경기를 TV를 통해 보다 보면 일본선수들이 수소수 음료수를 마시는 것을 목격한다. 수소수의 좋은 점이 일본에서는 일반화된 터라 나타나는 부분이다.

이런 점에서 수소수의 유용론은 아무리 강조해도 지나치지 않다.

H₂ 치매를 예방하라

치매는 크게 알츠하이머병과 파킨슨병으로 나뉜다.

인간의 뇌는 혈액뇌관문(BBB)을 이용해 뇌로 들어오는 물질의 이동을 엄격하게 제한하여 스스로를 보호하고 있다. 뇌는 우리가 흔히 알고 있는 비타민 C와 같은 항산화제들도 분자입자의 크기 때문에 받아들이기 어려워 그만큼 독성산소의 공격에 쉽게 손상되기 쉽다.

사회가 점차 고령화되면서 치매나 파킨슨병이 사회적인 문제로 떠오르고 있는데 이 두 가지 병 모두 뇌에서 독성산소의 공격으로 발생하는 대표적인 질병이라는 점을 주목해야 한다. 그러나 현재 우리가 알고 있는 항산화제로는 예방도 치료도 그리 쉽지 않다.

알츠하이머병은 기억의 출입구로서 매우 중요한 역할을 담당하는 해마나 편도핵 등의 신경세포가 죽어서 치매 증상이 나타나는 질병이다. 파킨슨 병은 신경전달물질인 도파민을 내보내는 중뇌 흑질의 신경세포가 죽기 때문에 운동장애가 발생하는 질병이다.

이 두 가지 병은 모두 신경변성질환이라고 불리는 질병으로 주로 중년 이후에 발병해 진행되지만 안타깝게도 아직까지 근본적인 치료법이나 예방할 수 있는 방법이 발견되지 않았다. 신경세포의 죽음에 독성산소가 관여한다는 사실은 잘 알려져 있다. 어떤 형태로든 동맥경화증이 진행되면서 혈관이 일시적으로 막혀 피가 통하지 않는 현상, 즉 허혈이 발생 한 후 피가 다시 통하는 이른바 재관류가 될 때에 독성산소가 대량으로 발생하면서 신경세포가 죽는 것이다.

수소는 물과 함께 혈액뇌관문을 자유롭게 통과하여 뇌 속의 독성산소를 효과적으로 제거할 수 있다. 바로 이러한 점 때문에 수소가 뇌의 다양한 질병 개선에 효과가 있음을 기대할 수 있는 것이다.

앞서 물이 인체에 미치는 영향에서 살펴보았듯이, 우리가 수소수를 마시면 혈액에 녹아든 수소수는 1분 후에는 뇌에 도달한다. 뇌는 인체가 사용하는 산소량의 약 20%를 필요로 하는 곳이다. 혈액 속에 녹아 있는 수분은 산소도 공급하기 때문에 충분한 물을 마시면 머리가 맑아지는 느낌도 들게 한다. 그런데 한편으로 뇌가 산소를 많이 사용한다는 것은 그 속에서 발생하는 독성산소도 많다는 것을 의미하기도 한다.

결국 이 두 가지 질병의 예방과 개선에는 결국 독성산소의 제거가 가장 중요한 해결책이라고 할 수 있다.

남성들의 공통고민, 전립선과 성기능

수소수를 마시는 사람들 중, 특히 50대 이후의 남성 중노년층으로부터 자주 듣게 되는 체험담 중 하나는 '전립선 비대증을 포함한 각종 전립선 관련 증상이 상당히 개선되는 것 같다.'라는 이야기이다.

국내나 일본에서도 아직 전립선 관련 질환에 대한 수소수의 효능·효과를 본격적으로 다룬 연구는 찾기 힘든 상태이나, 독성산소가 전립선과 관련된 증상에 미치는 영향을 생각해 보면 많은 사람들의 체험담은 그 근거가 있다고 보여진다.

독성산소가 전립선 비대증을 포함한 각종 전립선 관련 질환을 악화시키는 주범이라는 연구결과는 국내외 학자들에 의해 보고서 또는 칼럼 형태로 상당수 게재되어 있다. 예를 들어 최근 각종 매체 를 통해 전립선 암을 예방하는데 가장 효과적인 식품으로 토마토가 자주 소개되는데, 토마토 속에 함유된 라이코펜이라는 물질이 독성산소를 제거하는 강력한 효과가 있기 때문이다.

지난 2006년 이화여대 의대 예방의학교실 박혜숙 교수팀과 비뇨기과 권성원 교수팀은 과도한 운동을 하는 남성이 '전립선 비대증' 발병율이 높다는 조사 결과를 발표하면서 독성산소가 전립선에 미치는 영향을 언급한 바 있다. 연구팀은 과도한 운동을 할 경우 독성산소의 과다 발생으로 체내 산화스트레스가 증가하여 전립선 비대증에 악영향을 미치는 것으로 분석하면서 만성기관지염이 있는 경우, 그리고 나이가 많은 경우 전립선 비대증 위험도가 증가하였다고 보고했다.

위와 같은 연구 결과들을 두고 볼 때 독성산소는 전립선 비대증을 포함한 각종 전립선 질환을 악화시키는 주요 원인인 것으로 파악된다.

탁월한 독성산소 제거능력을 가진 수소수는 독성산소를 효과적으로 제거함으로써 전립선 질환의 예방과 개선에 크게 도움을 줄 논리적 근거를 충분히 가지고 있다고 볼 수 있다.

2012년 10월 11일자 일본의 유명 주간지 '주간문춘'에 실린 수소수에 대한 기사 한 편으로 한때 일본사회가 떠들썩해지고 당시 시중에서 판매하던 수소수 관련 제품이 동이 나는 일이 벌어진 적이 있다.

당시 주간지에 실린 기사는 수소수의 다양한 효과를 소개하면서 수소수를 꾸준히 마신 중노년층 남성들의 성기능이 획기적으로 개선되었다는 내용이었다.

당뇨병과 같은 질병이나 여러 수술 후유증 등으로 인해 성기능 장애를 겪고 있는 남성들에게 수소수의 이러한 생각하지 못한 잠재기능이 매우 큰 파장을 일으킨 것이다.

수소수는 '비아그라' 등과 같이 즉각적인 효과를 볼 수 있는 발기부전치료제는 아니지만, 보다 근원적으로 남성 기능을 회복시켜 줄 수 있는 가능성을 열어주었다는 점 때문에 학계에서도 주목하고 있다.

수소수의 남성 성기능 장애 개선에 대해서는 아직까지 직접적인 임상사례를 담은 전문 연구보고서가 나오지는 않은 상태이다.

따라서 수소수가 어떻게 남성 성기능을 개선시켜 주는지 그 정확한 메카니즘은 알기 어려운 단계이다. 일부 전문가들은 수소가 인체에서 혈관 확장을 돕는 역할을 하는 일산화질소를 혈관의 내피 세포에서 잘 나오도록 유도하므로 결과적으로 발기를 돕는 것으로 추론하고 있다. 수소 작용과 연관되어 나오는 일산화질소는 일시적으로 힘을 발휘하는 비아그라 같은 발기부전개선제 만큼 강하지는 않지만 지속적으로 동맥을 확장하기 때문에 혈류가 좋아져 성기능이 개선되는 것으로 보고 있다.

한편, 성욕은 뇌가 조정하고 있기 때문에 궁극적으로 성기능은 뇌가 젊어지지 않으면 개선될 수 없다. 수소는 뇌 속의 피 흐름을 좋게 하고 뇌의 호르몬을 증대시켜 뇌 자체를 건강하고 젊게 유지시키는 역할을 한다. 수소는 혈관이 없는 곳에도 갈 수 있는 유일한 물질이어서 뇌의 구석구석까지 도달할 수 있기 때문이다.

수소가 궁극적으로 성기능을 개선시킬 수 있는 비결은 바로 뇌에 있는 것이다.

H₂ 운동능력 향상과 수소수

　운동은 일반적으로 몸에 좋은 것으로 인식되고 있지만 심하게 운동을 하면 산소 소비량이 증가하여 대량의 독성산소가 발생하는 문제도 나타난다.

　이런 점에서 운동을 직업으로 하는 선수들은 독성산소에 대한 방비책도 필수적으로 세워야 한다. 일반적으로 가장 건강할 것으로 생각되는 운동선수들이 오히려 단명한다는 속설은 이런 점에서 어느정도 근거를 가지고 있는 것이다.

　과다하게 발생한 독성산소로 인해 산소와 영양소를 운반하는 혈관이 산화되어 녹슬게 되면 결국 동맥경화가 되고, 근육이 녹슬 경우 근력저하나 운동능력 저하로 선수로 활동하는 시간이 짧아지기도 한 운동은 일반적으로 몸에 좋은 것으로 인식되고 있지만 심하게 운동을 하면 산소 소비량이 증가하여 대량의 독성산소가 발생하는 문제도 나타난다.

이런 점에서 운동을 직업으로 하는 선수들은 독성산소에 대한 방비책도 필수적으로 세워야 한다. 일반적으로 가장 건강할 것으로 생각되는 운동선수들이 오히려 단명한다는 속설은 이런 점에서 어느정도 근거를 가지고 있는 것이다.

과다하게 발생한 독성산소로 인해 산소와 영양소를 운반하는 혈관이 산화되어 녹슬게 되면 결국 동맥경화가 되고, 근육이 녹슬 경우 근력저하나 운동능력 저하로 선수로 활동하는 시간이 짧아지기도 한다. 이 때문에 일본을 중심으로 많은 스포츠과학 전문가들은 운동 전후에 꼭 수소가 풍부하게 함유된 고농도 수소수를 마실 것을 권유하고 있는 실정이다.

수소수에는 강력한 독성산소 제거 효과 외에도 스포츠와 같은 무리한 신체활동에 뒤따르는 피로도를 줄여주는 기능도 있는 것으로 보고되고 있다.

운동선수들의 경기능력 향상과 직결될 수 있는 수소수의 (근육)피로도 경감 효과에 대한 연구는 다른 분야에 비해 일본과 한국에서 상당히 활발하게 진행 중이다. 일본의 한 연구에 따르면 1시간 동안 집중적인 웨이트 트레이닝을 한 후 혈중의 젖산(유산: 피로물질)치를 측정해 보았더니 수소수를 섭취한 실험집단에서는 수소수를 마시지 않은 집단에 비해 혈중 피로물질 수치가 1/2에서 1/3 수준으로 줄어들었음을 발견했다고한다.

한국의 경희대 연구팀에서 농구 선수들을 대상으로 실험연구에서도 고농도의 수소수를 섭취한 결과 근육피로에 대한 내성도가 높아지고 선수들의 지구력이 개선되어짐과 함께, 피로 회복 시간이 단축되어 운동 능력에 긍정적인 결과가 나타났음이 보고되었다.

H₂ 체온상승과 면역력 강화, 숙취해소

    일반적으로 저체온증은 인체의 면역력을 떨어뜨려 각종 질병의 원인이 된다고 알려져 있다.

    가까운 일본의 경우, 초등학생의 약40%, 60대의 약 80%가 저체온증을 나타내고 있다는 조사보고도 있다. 수소는 인체 에너지원인 ATP생산량을 증가시키고 혈류흐름을 도와 인체활동을 강화시키면서 체온을 0.5~1도 가량 높이는 것으로 알려져 있다.

    잦은 감기나 감기 합병증에서 벗어나려면 무엇보다 면역력을 평소에 단단하게 키워야 한다.

    추우면 추운 대로, 더우면 더운 대로 자연에 가급적 순응하면서 적응하는 생활방식이 필요하다. 너무 따뜻하게, 너무 시원하게 키워도 면역 체계는 혼란스러워한다.

영양이 풍부한 식단과 충분한 수면 시간, 적당한 운동 등 규칙적인 생활을 유지한다. 감기가 유행할 때에는 손 씻기, 양치질하기, 마스크 하기 등 개인위생을 지키고 무엇보다 아이가 스트레스 없이, 자신의 기운을 마음껏 발산하며 자랄 수 있게 한다.

발열, 기침, 콧물, 가래 등 감기 증상이 2주 이상 갈 때는 단순 감기가 아니고 비염, 축농증, 기관지염, 천식 등의 다른 질환을 의심해보아야 한다. 특히 잦은 감기로 면역력이 떨어진 아이는 감기 합병증에 더 쉽게 노출된다. 감기가 2주 이상 지속되면 감기 합병증은 아닌지 정확한 진단을 받아야 한다.

워낙 타고난 정기(正氣)가 약해 잔병치레가 끊이질 않고 면역력을 키울 기회조차 없다면, 가까운 한방의료기관에 가서 체질과 건강 상태에 맞는 보약을 일정 기간 동안 복용하는 것도 큰 도움이 된다.

술은 적당히 마실 경우 혈액순환을 촉진하고 스트레스를 해소하는 좋은 수단이 되기도 한다.

그러나 알코올을 분해하는 능력은 개인차가 있는데, 이 허용량을 초과하면 계속해서 독성산소가 만들어지게 된다.

의학계의 연구에서는 체온이 1도 상승하면 면역력이 최고 6배까지 증대 되는 것으로 보고되어 있다.

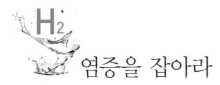

염증을 잡아라

    염증이란 세포가 바이러스 등에 의해 파괴되었을 때, 그 이상변화를 제거하려고 인체에서 일어나는 작용이다. 세포를 나무라고 비유한다면, 염증은 몸 안의 산불로 비유할 수 있다. 염증은 그냥 두면 산불처럼 계속해서 옮겨 붙는 성질이 있기 때문이다.

    염증이 크게 번지기 전에 피부를 붉게 부어 오르게 해 위험 신호를 주는 것이 '염증성 카이트사인'이라는 물질이며, 이 물질은 건강한 몸 전체가 손상되지 않도록 먼저 이상이 있는 세포 부근만 태워버린다. 류머티즘은 염증성 카이트사인이 원인으로 작용해 만성질환이 된다.

    수소는 이러한 염증을 가라앉히는 효과가 있어 류머티즘에도 효과가 있는 것으로 알려져 있다.

숙취의 대표적인 증상 중 메스꺼움과 두통이 있는데, 이러한 증상이 독성산소가 집중적으로 발생되었을 때 생기는 현상이다.

수소수를 마시거나 수소수로 목욕을 하면 숙취를 해소하는 효과를 볼 수 있다.

TIP
수소, ATP, 에너지 대사

수소가 인체에서 체온상승 효과를 보이는 것을 이해하기 위해서는 인체 내의 에너지 대사과정을 이해할 필요가 있다.

자동차는 탄소와 수소의 화합물인 석유(탄화수소)를 엔진에서 급격히 연소시켜 달린다. 인간은 음식물에 포함되어 있는 탄소와 수소, 산소의 화합물(탄수화물)을 세포 내에 있는 미토콘드리아라고 하는 엔진 속에서 천천히 연소(산화)시켜 그 에너지로 생명을 유지한다. 음식물에 포함되어 있는 당질, 지방질, 단백질 등의 영양소는 위나 장에서 소화, 흡수되어 혈당(포도당)이 되고 모세혈관을 거쳐서 개별 세포로 운반된다. 세포내 미토콘드리아 속에서 산소와 반응하여 ATP라는 고 에너지물질로 변하는데 혈당에 포함되어 있던 수소가 분리되어 사용되기 때문에 수소야 말로 에너지 대사의 주역이라 할 수 있다.

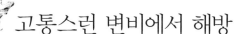

고통스런 변비에서 해방

의학적으로 변비는 배변 횟수가 적거나 배변이 힘든 경우를 강조하여 배변이 3~4일에 한번 미만인 경우로 정의된다.

변비는 전 인구의 5~20%가 증상을 호소할 만큼 매우 흔한 증상으로 연령이 증가하면 그 빈도가 증가하며 남자보다는 여자에서 흔하다고 알려져 있다.

그런데 수소수의 효능에 대한 연구자료 중 가장 많은 보고는 '변의 변화'다.

수소수를 마시고 나면 변의 악취가 사라지게 되는데, 의학적으로 '위장 내 이상발효'가 일어나고 있다고 본다. 음식물 중 단백질이 장내 미생물에 의해 황화수소, 암모니아, 히스타민, 페놀 등 부패성 대사산

물이 생기는 현상으로 이 물질들은 악취를 발산하는 유독성 물질로 병원성, 발암성을 지닌다.

이들은 호흡기, 땀, 대변, 소변으로 배설되어 입냄새, 몸 냄새(땀냄새), 대변 냄새, 소변 냄새로 나타난다.

별의 수소는 핵융합 반응을 통해 별의 에너지를 제공하는 연료이다. 태양도 수소가 근본이며, 핵 융합으로 에너지를 방출한다. 태양에서 나오는 빛으로 식물이 광합성을 하고, 식물은 먹이사슬을 통해 사람과 동물의 먹거리가 되기 때문에 수소는 모든 생물의 에너지원이라 볼 수도 있다. 즉, 수소는 사람을 포함한 모든 유기화합물에 근본이 되는 원소이며, 자연현상에서 가장 중요한 연료이자 에너지원이다.

TIP
생물의 에너지원, 수소

수소는 모든 원소를 표기한 주기율표의 첫 번째 자리를 차지하며, 가장 가벼운 원소이다. 우주의 90%, 태양의 99.9%는 수소일 정도로 가장 풍부한 원소이기도 하다. 그러나 지구의 공기 중에는 거의 존재하지 않으며, 대부분 물과 같은 유기화합물의 형태로 존재한다. 따라서 일상 속에서 수소를 섭취하는 일은 거의 일어나지않는다.

●유기화합물의 근본 : 수소가 만드는 물은 생명계에 필수적이며 대부분의 구성비도 물이 차지하고 있다. 모든 유기화합물에는 수소를 근본으로 이루어져 있다.

●가장 중요한 에너지원 : 지구상에 존재하는 원소 상태의 수소는 주로 기체 분자인 H_2인 반면, 별에서는 주로 플라즈마 상태로 존재한다.

변의 악취를 마법같이 제거해주는 것이 바로 수소다. 요즘 치질환자가 점점 많아지는데, 식습관에 의해 딱딱한 변을 보고, 변비에 걸린 사람은 항문주변 혈관이 자극을 받아 치질이 발생하기 쉽다.

우선, 왜 변비가 일어날까?

게다가 변비로 고민하고 있는 것은 압도적으로 '여성'이 많다. 그 이유는 변비의 주요 원인으로 생각되고 있는 것이 바로 '식사량, 식이섬유의 부족', '근력의 부족', '수분의 부족', '수면의 부족', '스트레스에서 오는 자율 신경의 혼란' 등이다.

여기에 여성의 경우 신체의 구조상 '변비'가 되기 쉬운데 이는 자궁이 내장을 압박하기 위해 연동 활동을 방해하기 때문이다.

임산부가 변비가 되기 쉬운 것도 원인이 된다. 또 난소에서 분비되는 호르몬이 배설에 필요한 연동활동을 억제하거나 원래 남자보다 근육이 적은 여성은 내장 하수에 따라 장이 압박됐거나, 아예 밀어내는 힘이 약해 여성의 고민인 변비가 시작되는 것이다. 여성의 절반(50%) 이상이 변비 증세를 가지고 있다고 한다.

수소와 변비의 관계에 대해 논의되는 점은 2가지다, 변비가 일어나는 이유 즉 '수분 부족'과 '자율 신경의 혼란'에 수소수와 수소가 역할을 한 것이 아닌가? 하는 점이다.

수소수를 마시는 습관에 따라 수분 부족이 해소가 되고, 게다가 수면부족이나 매일의 스트레스가 일으키는 '자율 신경의 혼란'에도 수소는 관계가 있다고 한다.

수소수를 마시면, 몸 안에 침투한 세포 속의 나쁜 활성산소를 지

운다.

그러면 몸을 만드는 60조개의 세포 하나하나가 휴식 상태가 되고 이것이 결과적으로 부교감 신경을 높여줌으로 수소가 세포 하나하나를 건강하게 만든다는 이론이다.

따라서 수소수가 변비 해소에 도움이 된다는 결과는 전혀 이상할 것이 없다는 것이 대부분 전문가의 의견이다.

수소수에는 강력한 독성산소 제거 효과 외에도
스포츠와 같은 무리한 신체활동에 뒤따르는 피로도를
줄여주는 기능도 있는 것으로 보고되고 있다.

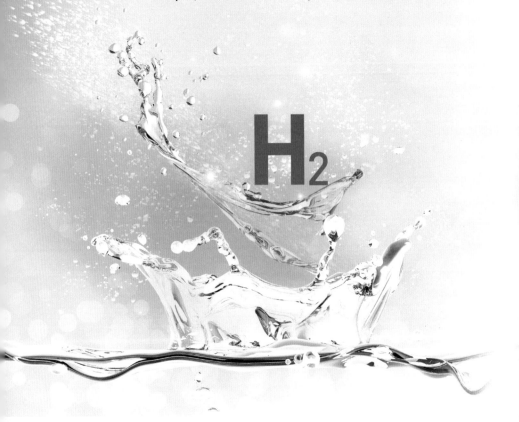

Part 3

수소수를
체험한 사람들

H₂

Hydrogen Water

피가 나도록 긁어야 했던 아토피가 하루가 다르게 좋아지고 있습니다. 독하기로 소문난 피부과 약을 먹어서 매사 졸리고 기운이 빠졌는데 지금은 약 복용을 중단하여 그런 증상도 없어졌습니다. 그리고 수소수를 콧속에 뿌리니 알레르기 비염으로 막혔던 코가 뻥 뚫리며 시원함을 느낍니다. 계속 먹고 뿌리며 지긋지긋한 아토피피부염과 비염에서 해방되길 간절하게 기원해 봅니다.

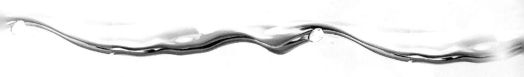

소화불량, 속쓰림, 헛배부름 증상에서 해방

어릴 때부터 음식을 먹으면 소화가 잘되지 않아 자주 헛배가 부르고 속쓰림 현상이 심했습니다. 성격이 예민하여 신경성으로 자주 재발하다 보니 위내시경을 수없이 하고 매일매일 많은 양의 약을 먹었습니다.

그러던 중 수소수를 먹기 시작했는데 갑자기 설사를 하고, 머리가 어지럽고, 멍해지는 등 처음엔 반응이 좋지 않았습니다. 온몸에 반응이 왔던 것입니다. 처음에는 부작용인가 싶었지만, 수소수가 좋다는 소리를 많이 들었기에 꾸준히 먹어보자는 생각으로 집에 수소수 생성기를 설치하고 1년여 매일같이 먹었습니다.

사실 수소수를 꼬박꼬박 열심히 먹기가 쉽지는 않았습니다. 평소

물을 많이 먹지 않았던 터라 챙겨먹기가 힘들었던 것입니다. 그러나 위로 고통받고 있는 것을 생각하면 소화에 좋다는 말 때문에 정말 열심히 마셨습니다.

그런데 정말 놀라운 일이 일어났습니다. 소화도 잘되고 속쓰림, 헛배부름 증상이 사라져 버린 것입니다. 머리가 맑아지고 몸이 아주 가벼워졌습니다.

이 때문에 저는 요즘 주변에 만성 소화불량과 신경성 위염에 시달리는 분들께 수소수를 적극 추천하고 있습니다.

― 김OO (만 62세, 여성)

H₂ 고혈압과 위장병, 염증이 호전

저는 혈압으로 고생을 많이 했습니다. 고혈압이란 성인에서 수축기 혈압이 140mmHg 이상이거나 이완기 혈압이 90mmHg 이상일 때를 말합니다. 고혈압은 관상동맥질환과 뇌졸중, 신부전 등 전신에 걸쳐 다양한 합병증을 일으키는 무서운 질병이기도 합니다.

환자의 생명과 건강을 직접적으로 위협하지만 일반적으로 고혈압은 증상이 없으므로 혈압을 측정해 보기 전까지는 진단이 되지 않고, 진단이 되더라도 증상이 없으므로 치료의 필요성을 느끼지 못해 병을 키우게 되는 것입니다.

저는 고혈압 환자였기에 여기에 수소수가 좋다는 이야기를 듣고 이를 실천해 보기로 했습니다. 늘 먹는 물을 수소수로만 바꾸면 되기에 어렵지 않았습니다.

수소수를 4개월간 매일 1.5ℓ씩 마시고 있습니다. 수소수를 마시면서 고혈압과 위장병이 크게 호전되었습니다. 그동안 혈압약을 2년 정도 복용했는데 최근 병원 진단으로 혈압약을 더는 먹지 않아도 된다는 소견을 받았습니다.

또한, 음식을 먹으면 트림을 계속했는데, 요즘은 그런 트림 현상도 없어졌습니다. 이것 뿐만 아닙니다. 2년 전 백내장 수술을받은 후 항상 염증이 생겨 병원을 방문했는데 눈에 수소수를 뿌리고, 먹었더니 염증도 거의 없어졌습니다. 참으로 신기할 뿐입니다.

—배OO (만 72세, 여성)

혈압약과 전립선약을 중단하다

수소수를 마시기 시작한 후 2가지 약을 끊었습니다. 첫째, 혈압이 150~90 정도였는데 120~70으로 조절이 되어 혈압약을 중단하였습니다. 둘째, 전립선약을 복용해야만 소변을 볼 수 있었습니다.

전립선은 남성에게만 있는 신체기관으로 방광과 매우 밀접한 관계를 가지고 있습니다. 그렇기 때문에 전립선에 문제가 생기면 많은 비뇨기 계통의 문제가 발생해 빈뇨, 잔뇨, 배뇨지연 등이 발생할 수 있다고 합니다.

의사는 전립선 비대증이 문자 그대로 전립선이 부풀고 비대해지는 것으로 대부분이 중장년층의 남성분들께 나타나지만 최근에는 젊은 층에서도 발병하는 만큼 증상의 파악과 적극적인 치료가 필요하다고 했습니다.

이 전립선 비대증이 발병하면 가장 괴로운 것 중 하나는 역시 정상적인 배뇨활동이 제한된다는 것입니다. 그 이유는 전립선의 위치가 방광과 밀접하게 있기 때문에 전립선이 비대해면서 소변이 나오는 통로를 좁게 만들고 심지어 막아버리기 때문입니다.

나이가 지긋이 드신 어르신들의 경우 소변을 보기 위해 화장실에서 오래 있거나 오랫동안 기다려도 조금씩 나오는 경우에는 전립선 비대증을 충분히 의심해 보아야 하는 것이 맞습니다.

그런데 제 경우는 수소수를 열심히 마신 후에 전립선약을 복용하지 않아도 소변을 잘 보게 되었습니다. 엉겁결에 치료를 받은 것입니다. 저는 수소수로 큰 효과를 보았다고 말할 수 있습니다.

—김OO (만 71세, 남성))

몸이 가벼워지고 걷기가 편해져

10여 년 전 고혈압과 당뇨 진단을 받았습니다. 성인병의 가장 대표적인 고혈압과 당뇨가 함께 오니 건강에 대한 두려움이 컸습니다.

고혈압과 당뇨에는 식단, 운동 등 나쁜 생활습관이 원인이라고 하여 짜고 맵게 먹던 식습관을 모두 바꾸고 아침저녁으로 걷기 운동을 했습니다. 건강관리를 위해 건강식품이나 건강센터의 치료 등 모두 받아보았지만 특별한 효과를 보지는 못했습니다.

그러던 중 건강센터에서 새롭게 출시된 수소수를 하루에 1.2ℓ씩 마실 기회가 생겼습니다. 수소수를 마신 후 몸이 가벼워지고 걷기 운동이 매우 편해졌습니다. 또한, 신기하게도 진했던 피부의 검버섯이 옅어지고 작은 점이 없어졌습니다.

특히, 공복의 혈당 수치가 200이었는데 수소수를 마신 후 110으로 떨어져서 혈당도 안정되었습니다. 이 모든 것이 수소수를 마신 지 불과 1개월 만에 나타난 일입니다. 수소수를 마신 기간은 비록 1개월 정도로 짧지만, 기존에 받아온 다른 치료법들과 비교해 예후가 훨씬 좋은 것 같습니다.

그동안 다른 치료법은 치료를 받은 직후에는 조금 차도를 보이다 되돌아오길 반복하여 특별한 효과를 보지 못하였으나, 수소수를 마시기 시작하고 아직까지 좋은 상태가 유지되고 있어 하루하루 행복한 시간을 보내고 있습니다.

－엄OO (만 74세, 여성)

H₂ 1개월 만에 혈당 수치가 대폭 떨어지다

저는 10여 년 전 수원 성빈센트병원에서 당뇨병, 류머티즘 관절염 판정을 받았습니다. 갑자기 찾아온 당뇨와 류머티즘 관절염은 신체적 고통보다 평생 안고 가야 한다는 심리적 두려움이 더 크게 다가왔습니다. 그러나 낙관적이고 긍정적인 특유의 성격과 가족들의 응원 속에서 철저한 식이요법과 소식, 산책 등의 운동법으로 건강관리를 위해 부단히 노력해왔습니다.

특히 당뇨는 혈당조절이 쉽지 않아 10년간 참으로 힘든 시간을 보내며 지쳐가고 있었습니다. 당뇨나 고혈압 등이 과다한 활성산소가 원인이라고 하여 이 활성산소를 제거해주는 비타민 C 등 다양한 항산화제 건강식품을 먹어오던 중 주변에서 비타민보다는 수소수가 항산화에 탁월하다며 추천을 해주어 수소수를 마시게 되었습니다.

2014년 1월부터 수소수를 마시기 시작했고 약 1개월이 지난 시점부터 혈당수치가 조금씩 떨어졌습니다. 지난 10년 동안 당뇨수첩에 매일매일의 혈당을 체크하여 수치를 표기하였는데 항상 혈당수치가 더 올라가지 않는 것만 해도 다행이다라고 생각하며 살아왔습니다. 그런데 수소수를 마신지 1개월 만에 혈당 수치가 떨어지다니 놀라지 않을 수 없었습니다.

수소수를 마신지 6개월이 지난 시점에서는 평소 180 정도의 혈당 수치가 120~130 정도로 떨어졌습니다. 그동안 지속적으로 혈당수치가 올라가 약 복용량을 늘려왔던 저로써는 너무나 신기했습니다.

병원에서도 더는 복용량을 늘리지 않아도 좋겠다는 소견을 받았습니다. 지금도 수소수를 마시면서 당뇨 수치를 꾸준히 체크하고 있습니다.

또한, 주변에서 얼굴이 팽팽해지고 좋아 보인다는 말을 자주 듣고 있습니다.

－안OO (만 60세, 여성)

당뇨병의 각종 합병증이 개선

저는 당뇨를 앓은 지 10여 년이 되었습니다. 그동안 먹는 약에 의존하고 알칼리 이온수기를 마셨습니다. 당뇨가 오래되다 보니 부정맥, 고지혈증, 폐렴 등의 합병증이 동반되어 몸이 많이 나빠졌습니다. 작년에 수소수기를 처음 만나서 8개월여 마셨습니다.

수소수를 마신 후 현재 폐렴과 부정맥, 고지혈증이 완치됐습니다. 심지어 알코올성 지방간도 거짓말처럼 없어졌습니다. 당뇨 수치가 평균 220~250이었는데 수소수를 마신 후 150~160으로 저하되고 있습니다.

현재 당뇨도 150~160 정도로 유지 하고 있어 계속 관리하면 치료될 것이라고 생각됩니다.

사실 제가 가장 힘들어 했던 부분이 지방간입니다.

정상 간의 경우 지방이 차지하는 비율은 5% 이내인데, 이보다 많은 지방이 축적된 상태를 지방간이라고 합니다. 최근 영양상태가 좋아지고 대사증후군의 유병률이 증가함에 따라 지방간 환자가 늘어나는 추세에 있다고 들었습니다.

지방간은 크게 과도한 음주로 인한 알코올성 지방간과 비만, 당뇨병, 고지혈증, 약물과 관련된 비알코올성 지방간으로 나눌 수 있는데 저는 알코올성 지방간이었습니다. 알코올성 지방간은 알코올을 많이 섭취하게 되면 간에서 지방 합성이 촉진되고 정상적인 에너지 대사가 이루어지지 않아 발생하게 된다고 합니다.

이 지방간의 주원인은 음주와 비만이며, 혈중 지질의 농도가 높은 고지혈증이나 당뇨병 등의 질병에 동반되어 나타나기도 하고, 부신피질 호르몬제(스테로이드제)나 여성 호르몬제 등의 약제도 원인이 될 수 있다고 합니다.

얼코올성지방간을 사라지게 해 준 수소수에 고마운 마음을 가지지 않을 수 없습니다.

―최OO (만 57세, 남성)

H₂ 다이어트가 되면서 혈압과 당뇨가 안정되다

혈압과 당뇨가 약간 높아 병원에서 약을 먹으라고 했으나 약을 먹지 않고 수소수를 열심히 먹었더니 혈압과 당뇨가 정상으로 돌아왔습니다. 약을 먹지 않게 되어 다행이라고 생각했습니다.

수소수를 마신 후 가장 큰 변화는 다이어트입니다. 체중이 68kg에서 63kg으로 줄었고 허리가 3인치 줄었습니다. 옛날에 입던 옷을 입지 못하고 새 옷을 많이 사게 되었습니다. 다이어트 효과가 좋은 것 같아서 친언니에게 소개했는데 언니도 체중이 무려 10kg이나 줄었습니다. 다이어트가 되면서 저절로 혈압과 당뇨가 안정된 것 같아 일거양득의 효과를 보았습니다.

―김OO (만 61세, 여성)

H₂ 고혈압 당뇨가 정상수치로 개선

복부비만이 오면서 고혈압, 당뇨병이 찾아 왔습니다. 고혈압, 당뇨약을 20년 동안 복용했고, 건강식품도 많이 먹으며 관리실도 다녔습니다. 좋은 음식과 관리를 받아도 뱃살, 고혈압, 당뇨는 변화가 없었습니다.

그러던 중 주변의 권유로 수소수를 마시게 되었습니다. 사실 큰 기대를 하지 않았는데 놀라운 일이 일어났습니다. 한 달 체험 후 변화가 찾아 왔습니다. 일단 변비가 있었는데 변을 잘 보고 무엇보다 뱃살이 많이 줄어 바지가 커졌습니다. 참으로 신기했습니다. 내가 나이가 많은 편이라 웬만한 약은 잘 들지 않는데 물만 마시고 증세가 달라지나니 놀라지 않을 수 없었던 것입니다.

그런데 이것이 다가 아니었습니다. 내가 30년간 다닌 병원의 주치의가 최근 고혈압, 당뇨가 정상 수치가 되었다면서 더 좋아하셨습니다.

지금은 피 검사를 해 놓은 상태인데 결과를 보고 그동안 먹던 약을 대폭 줄일 예정입니다. 이렇게 기쁠 수가 없습니다. 지난 20년간 고혈압, 당뇨병은 못고치는 병이라고 생각했고 항상 합병증이 걱정이었습니다.

이번 복용 후 결과를 통해 정말 수소수가 좋은 것 같습니다. 독성물질을 제거해주니 고혈압, 당뇨병, 비만이 해결되네요. 수소수를 만나게 되어서 너무 행복합니다.

주변에도 계속 권하고 계속 열심히 먹을 생각입니다. 수소수를 소개해 준 분에게 너무나 감사하다며 선물까지 했습니다.

－박○○ (만 81세, 여성)

H₂ 어지럼증이 사라지고 주근깨가 옅어져

    평소 저는 다이어트에 신경을 쓰고 있기에 항상 하루 1.5ℓ 이상의 물을 마시는 것이 습관이 되어 있습니다. 회사에서 하루 대부분을 보내고 있어서 회사에서 마시는 양만 거의 1ℓ 가까이 되는데 회사의 정수기가 수소수생성기로 바뀌면서 물을 마시는 양이 더 늘어났습니다.

    일반 정수기 물과 달리 목 넘김이 훨씬 부드럽고 살짝 단맛이 도는 느낌이었는데 알고 보니 수소수가 전기분해 과정을 거쳐서 만들어지기 때문에 물 입자가 전기분해로 작게 분해되면서 물이 더 부드러워진다고 하네요. 단순히 부드러운 물맛으로만 마셨던 수소수가 저의 몸에 작은 변화를 일으켰습니다. 그러던 중 사무실 사정으로 약 1달 정도 수소수를 마시지 못하게 되었습니다. 수소수를 못 마신지 약 2주

정도 지나고 나서부터 갑자기 서 있거나 앉아있기도 힘들만큼 어지럼증이 생겼습니다. 처음에는 제가 원래 약간의 저혈압인지라 일시적인 현상일 것이라고 생각했는데, 그 증상이 며칠간 지속되었고 불안해져 병원을 찾아 여러 가지 검사를 했습니다.

혈압은 최고 90초반에서 최저 50후반~60초반으로 측정이 되었는데 병원서는 저혈압 외에 다른 이상 징후는 없다고 했습니다. 다만 원래 약간의 저혈압이 심해져서 그럴 수 있으니 충분히 휴식하고 숙면을 취하라고 했습니다.

그리고 신경안정제와 수면제를 처방받아 2주간 복용했는데, 별다른 차도가 없었습니다. 그러다 사무실에서 수소수를 다시 마시게 되었는데 차차 어지럼증이 사라지는 것이 아닌가요?

물론 혈압도 120~70 정도로 원래 기존 혈압(원래 약간의 저혈압)으로 돌아왔습니다. 수소수로 너무나 신기한 체험을 한 저는 평소 몸이 허약하신 엄마를 위해, 그리고 저를 위해 결국 집에 수소수를 설치하여 회사와 집에서 하루 2ℓ씩 마셨습니다.

저는 다이어트뿐만 아니라 학창시절 '깨순이'라는 별명이 있을 정도로 양 볼에 주근깨가 많아서 20대 초반부터 미백화장품을 꾸준히 써왔지만 주근깨가 줄거나 옅어지는 효과를 볼 수는 없었습니다. 그런데 수소수를 마시면서 양 볼의 주근깨가 확연히 옅어지다가 거의 없어졌습니다.

엄마도 얼굴과 손에 진하게 났던 검버섯이 없어 졌습니다. 피부는 물론이고 매일 아침 고데기 사용으로 푸석하고 상했던 머리카락이 탄력이 생기고 윤기가 나는 느낌이 들었는데 실제로 최근 미용실에 가니 미용사가 머릿결이 좋아지고 풍성해졌다는 얘기를 해주었습니다.

　물을 많이 마시면 피부가 좋아진다는 얘기는 누구나 아는 사실로 저 또한 미용과 다이어트 목적으로 항상 물을 마셨는데 그러한 효과는 사실상 없었던 것 같습니다. 같은 물 미용법이라도 수소수는 일반 생수나 정수와는 확실히 다른 효과가 있다고 생각됩니다.

-조OO (만 30세, 여성)

통증은 물론 성격까지 바뀌었다

　허리 협착증으로 서울대병원 정형외과에서 수술했습니다. 수술해도 허리통증은 그다지 좋아지지 않더군요. 또한, 척추 협착증과 함께 무릎관절염까지 있어서 오랜 시간 통증에 시달려왔습니다.

　이 때문에 저는 허리통증에 대해 공부를 참 많이 했습니다.

　제가 알아본 결과 허리 부위에 생기는 통증을 요통이라고 부릅니다. 요통은 그 자체로 질병이라기보다 증상의 하나지만, 특별한 해부학적 원인을 발견할 수 없으면 그 자체로 질병으로 분류될 수도 있다고 합니다.

　요통은 척추 관련 구조물, 즉 척추뼈, 디스크, 후관절, 인대, 근육의 병적 변화가 요통의 원인이라고 합니다. 병적 변화가 일부 있더라도 평소에는 증상을 느끼지 못하고 지내는 경우가 많으나, 척추의 보상 한계를 넘으면 통증으로 나타나게 된다는 것입니다.

갑작스러운 디스크 파열, 운동량 부족으로 인한 근력 악화, 무리한 노동이나 운동, 척추 염좌 등 요통의 기저 요인을 요통으로 발현시킬 수 있다는 것입니다.

일반 증상은 허리에만 통증을 느낄 수 있으나, 골반, 꼬리뼈, 엉덩이, 허벅지, 다리에도 통증을 느낄 수 있고 척추관협착증은 걸으면 요통과 하지 저림이 심해진다고 합니다. 추간관절증후군은 허리를 뒤로 젖히고 부하를 가하면 증상이 심해질 수 있습니다.

치료는 원인을 제거·교정함으로써 요통을 치료할 수 있다는데 저는 주로 허리와 무릎관절 통증 완화를 위해 고주파 온열치료를 집중했습니다.

이 과정에서 수소수가 관절염에 효과가 있다는 얘기를 듣고 수소수 음용을 병행하였습니다. 하루에 2ℓ씩 6개월간 꾸준히 마셨습니다. 수소수를 마신 후부터는 허리 통증이 사라지고 무릎관절염이 좋아졌습니다.

놀랍게 오랜 시간 내 몸을 괴롭혀온 허리와 무릎 통증이 사라지니 평소 짜증이 많던 성격까지 바뀌고 하루하루가 즐겁습니다. 저의 통증은 물론 성격까지 바꾼 수소수를 지금은 가족들이 더 좋아합니다.

−오OO (만 61세, 여성)

H_2 치매약 복용으로 생긴 불면증이 점차 좋아지다

건망증이 심해져서 생활이 불편해질 정도가 되었습니다. 혹시나 해서 병원에 갔더니 치매 초기라고 진단을 받아 너무나 놀랐습니다. 처방약을 받아 약을 열심히 먹고 있습니다.

그런데 치매약을 먹은 후부터 꿈을 많이 꾸고 불안해지면서 불면증이 생겨 불면증약도 복용하게 되었습니다.

치매란 이전에 정상적인 인지기능으로 일상생활을 잘 유지하던 사람이, 다양한 뇌질환에 걸려서 기억력을 포함한 인지기능의 장애가 발생하여, 직업생활과 사회생활 등을 정상적으로 수행할 수 없게 되는 것을 말한다고 합니다.

이때 치매에서 보이는 기억장애는 건망증과 차이가 있습니다. 건망증은 기억이 저장은 되지만, 기억창고에서 꺼내는 것이 원활하지 못하기 때문에 생기고, 기억장애는 기억의 저장과정에서부터 문제가 있어서 나중에 꺼내지지 못하는 것입니다.

따라서 건망증은 이미 기억이 저장되어있기 때문에 힌트를 주면 기억해 낼 수 있지만, 기억장애는 힌트를 줘도 기억해내지 못합니다. 건망증은 치매에서 보이는 기억장애와는 구별되는 증상입니다.

저는 치매 초기 치료를 위해서 병원 치료와 함께 뇌세포에 좋은 레시틴 건강식품을 먹기 시작했습니다. 그런데 주변에서 수소수를 마시면 효과가 더 좋다는 이야기를 듣고 수소수를 함께 열심히 마셨습니다.

병원 약과 건강식품만 먹을 때 와는 달리 수소수를 마시고 나서부터는 치매약으로 생긴 불안증이 조금씩 사라지고 컨디션이 좋아지는 것 같습니다.

수소수를 꾸준히 하루에 2ℓ씩 마시면서 변비와 불면증이 점차 좋아졌습니다. 불면증의 고통을 아마 느껴보지 못한 분들은 모를 것입니다. 밤을 지새우는데도 말똥말똥 잠이 오지 않고 정신만 멍할 때 정말 미칠 것만 같습니다. 지금은 효과가 좋아져서 변비약과 불면증약 모두 중단한 상태입니다. 이 모든 것이 수소수 때문이라고 단언할 수는 없지만 효과를 보고 있는 것은 분명합니다.

―최OO (만 72세, 여성)

두통과 혈압이 개선되다

늘 두통이 심해서 견딜 수 없었습니다.

두통은 의학적으로 이마에서부터 관자놀이, 후두부, 뒷목 등을 포함하는 부위에 통증이 발생하는 것을 뜻합니다.

두통은 사실상 모든 사람들이 일생 동안 누구나 경험하는 증상입니다. 두통은 환자에 따라 표현하는 방식이 다르며, 이차적 원인이 발견되지 않는 일차성 두통의 경우 의사의 임상적인 진단 이외에 특이적인 진단 방법이 없으므로 진단과 치료에 다소 어려움이 있을 수밖에 없다고 합니다.

그래서 적절한 치료를 한다면 두통이 일상 생활에 미치는 영향을 차단할 수 있으며, 대부분의 일차성 두통은 심각한 신경학적 후유증을 남기지 않고 치료될 수 있습니다. 그러나 일부 환자의 경우에는 각종 검사가 필요할 수 있다고 합니다. 이는 일차성 두통과 유사한 증상을 보이는 이차성 두통을 감별하기 위해서입니다.

그런데 자세한 검사에서도 특별한 원인이 발견되지 않는 일차성 두통에는 편두통, 긴장성두통, 군발두통이 있고, 비교적 흔하게 발생하는 이차성 두통에는 측두동맥염, 근막동통증후군, 약물과용두통 등이 있다고 합니다. 치명적일 수 있는 이차성 두통으로는 뇌종양, 뇌출혈, 뇌압상승, 뇌염, 뇌수막염 등에 의한 두통이 있으니 이는 매우 유의해야 합니다.

저 역시 경희대 병원에 가서 뇌 부분에 대한 정밀검진을 받았습니다.

MRI 검사 결과 뇌신경이 부풀어서 터지기 직전이라고 하여 머리를 개복하는 뇌신경 수술을 받았습니다. 뇌신경 수술 후에도 두통이 사라지지 않고 혈압이 높아서 약을 계속 먹어야 했습니다.

어느 날 수소수가 뇌에 좋다고 권유받아 수소수를 마시게 되었습니다. 수소수를 마시면서 점차 두통이 사라졌고 5개월이 지나고 나서는 혈압도 정상으로 돌아왔습니다.

특히 오랜 시간 동안 뇌신경 약을 먹으면서 소화도 안 되고 밥맛도 없었는데 수소수를 먹은 후부터는 소화가 잘될 뿐만 아니라 밥맛도 좋아졌습니다. 제 입장에서는 신기하고 놀라워 수소수 애찬론자가 되었습니다. 일단 병원치료를 병행한 것이기에 모두가 수소수 때문이라고 할 수는 없지만 도움을 받은 것은 정확합니다.

－김OO (만 69세, 여성)

알레르기 비염과 아토피 피부염에서 해방되다

2년 전부터 알레르기 비염, 아토피 피부염이 생겼습니다. 증세가 심해져서 약을 안 먹으면 견디기가 힘들었습니다. 특히, 아토피의 가려움은 피가 나도록 긁어도 해결되지 않았습니다. 아토피 치료에 있어서 먹는 음식과 물에 신경을 썼고 화장품이나 비누 등은 잘 사용하지 못했습니다.

아토피피부염은 주로 유아기 혹은 소아기에 시작되는 만성 재발성의 염증성 피부질환으로 소양증(가려움증)과 피부건조증, 특징적인 습진을 동반하는 것이 일반적입니다.

유아기에는 얼굴과 팔다리의 폄 쪽 부분에 습진으로 시작되지만, 소아기가 되면서 특징적으로 팔이 굽혀지는 부분(팔오금)과 무릎 뒤의 굽혀지는 부위(오금)에 습진을 나타냅니다. 많은 경우에 성장하면서 자연히 호전되는 경향을 보이지만 알레르기 비염, 천식 같은 호흡기 아토피를 동반하는 경우도 많은데 제가 바로 이 경우에 해당되었습니다.

아토피 피부염의 발병 원인은 아직 확실하게 알려져 있지 않습니다. 환경적인 요인, 유전적 소인, 면역학적 이상 및 피부보호막의 이상 등이 주요 원인으로 생각됩니다. 환경적 요인으로는 산업화로 인한 매연 등 환경 공해, 식품첨가물 사용의 증가, 서구식 주거 형태로 인한 카펫, 침대, 소파의 사용 증가 및 집먼지 진드기 등의 알레르기를 일으키는 원인 물질의 증가 등이 있습니다.

피부 건조는 가려움증을 유발하고 악화시킵니다. 낮 동안에는 간헐적으로 가렵다가 대개 초저녁이나 한밤중에 심해진다고 합니다. 가려워서 긁게 되면 습진성 피부 병변이 발생하고 이러한 병변이 진행되면서 다시 더 심한 가려움이 유발되는 악순환이 반복되는 것입니다.

아토피피부염은 나이가 들면서 호전되거나 없어지는 경우가 많지만 호전된 후에도 특정 물질이나 자극에 의해 쉽게 가렵거나 염증 반응이 나타나는 경향이 있고, 소아기 및 성인기로 갈수록 손, 발 습진이 나타나는 경우가 많습니다.

저는 성인이 되어도 아토피피부염이 남아 시간 간격을 두고 되풀이하여 일어나 계속 저를 괴롭혔습니다.

이렇게 아토피피부염으로 고생하다보니 몸에 좋은 물을 찾게 되었고 이 과정에서 우연히 수소수를 알게 되었습니다. 반년 정도 수소수를 먹으면서 스프레이 통에 담아 얼굴과 몸에 수시로 뿌리고 발랐습니다.

그런데 피가 나도록 긁어야 했던 아토피가 하루가 다르게 좋아지고 있습니다. 독하기로 소문난 피부과 약을 먹어서 매사 졸리고 기운이 빠졌는데 지금은 약 복용을 중단하여 그런 증상도 없어졌습니다. 그리고 수소수를 콧속에 뿌리니 알레르기 비염으로 막혔던 코가 뻥 뚫리며 시원함을 느낍니다. 계속 먹고 뿌리며 지긋지긋한 아토피피부염과 비염에서 해방되길 간절하게 기원해 봅니다.

─조OO (만 63세, 여성)

H₂
항암치료와 수소수를 병행하며
암 호전

1년 전, 50세가 되던 해에 유방암 진단을 받았습니다.

유방암에 대해 좀 알아보면 유방암은 안에 머무는 양성 종양과 달리 유방 밖으로 퍼져 생명을 위협할 수 있는 악성 종양입니다. 유방에는 여러 종류의 세포가 있는데 어느 것이든 암세포로 변할 수 있으므로 발생 가능한 유방암의 종류는 꽤 많습니다.

하지만 대부분의 유방암이 유관과 소엽의 세포(특히 유관 세포)에서 생기기 때문에 일반적으로 유방암이라 하면 유관과 소엽의 상피세포(몸의 표면이나 내장 기관의 내부 표면을 덮고 있는 세포)에서 발생한 암을 가리킵니다.

병원 진단 결과 저는 암세포의 위치나 크기가 좋지 않아 서울대병원에서 가슴 한쪽을 절제하는 큰 수술을 했습니다. 아울러 유방암 수술 후 방사선 치료로 항암을 시작했습니다. 항암치료를 시작한 후 부작용인지 여기저기 몸이 아팠습니다.

이 과정에서 유방암에 대한 많은 부분을 알게 되었습니다. 우선 암의 발생 부위에 따라 유관과 소엽 등의 실질조직에서 생기는 암과 그 밖의 간질(間質)조직에서 생기는 암으로 나뉘며, 유관과 소엽에서 발생하는 것은 암세포의 침윤(浸潤, infiltration, 인접 세포나 조직에 파고드는 것) 정도에 따라 다시 침윤성 유방암과 비침윤성 유방암(점막상피층을 벗어나지 않는 상피내암)으로 나눌 수 있다는 것이었습니다.

이 침윤성 암은 유관이나 소엽의 기저막(基底膜)을 침범한 암으로서 이미 어느 정도 진행한 상태이지만, 비침윤성 암은 자신의 본래 구역 안에 한정되어 있는 아주 초기의 암입니다. 기저막이란 상피세포, 근육세포, 내피세포 등의 바닥면과 결합조직 사이에 있는 아주 얇은 경계막을 말합니다.

저는 항암치료를 하면서 불면증이 생기고 소화불량과 속쓰림, 변비에 시달렸습니다.

그러다가 항암치료 시 과다하게 발생하는 활성산소를 제거하는 항산화제를 함께 섭취하는 게 좋다고 하여 수소수를 마시기 시작했습니다. 수소수를 하루에 3ℓ씩 꾸준히 마셨더니 소화도 잘되고 피로한 몸도 가벼워져서 날아갈 것 같은 기분입니다.

앞으로도 항암치료와 건강관리를 꾸준히 하면 반드시 암 완치가 될 것이라고 믿습니다. 그 보조 역할을 지금 상태라면 수소수가 충분히 해줄 것이라 믿습니다.

—장OO (만 51세, 여성)

암이 흔적만 남은 상태로

저는 아들 두 명을 둔 평범한 가정주부입니다. 아이들을 모두 건강하게 성장시키고 알뜰살뜰 살림하며 행복한 가정을 이루었습니다. 그런데 어느 날 남편의 귀에서 고름이 생기고 통증이 심해져 병원 검진을 받았는데 급작스럽게도 남편이 비인두암 판정을 받게 되었습니다.

가장이자 부모인 남편의 암 판정은 우리 가족에게는 청천벽력과도 같은 일이었습니다. 하지만 꼭 남편의 암을 완치시키고 가족을 지켜야겠다는 일념에 병원 치료와 병행할 좋은 건강보조제를 열심히 찾아보았습니다.

세상에는 암 효능에 좋은 건강식품이나 약이 엄청나게 많았고 사람들의 이야기에 귀가 솔깃하면서도 혹시나 부작용은 없을까 하는 의문에 선택하기가 쉽지 않았습니다. 그러던 중 우연히 남편과 함께 TV를 보다가 수소수가 암에 좋다는 방송을 보게 되었습니다.

남편은 처음에 그 방송을 보고 수소수 효능을 믿지 는 않았지만 저는 수소수라는 것이 수소가 풍부하게 함유된 물이라기에 부작용이 없겠다 싶어서 무조건 수소수 제조회사를 찾아가서 직접 마셔보았습니다.

제가 직접 수소수를 먹어보니 소화도 잘되고 가슴이 답답했던 게 사라져서 물을 받아와 남편과 함께 마시기 시작했습니다. 남편은 수소수를 먹기 전에는 기운이 없고 두통을 호소하며 자꾸 누워만 있으려고 했는데 수소수를 먹기 시작하면서 그런 증상이 없어졌습니다.

남편이 항암치료를 위해 병원에 한 달간 입원했을 때, 한 달 동안 그 수소수 회사에 방문하여 무료로 수소수를 받아다가 남편에게 먹였습니다. 오로지 남편을 살리겠다는 일념이었습니다.

사정이 여의치 않고 아들의 반대에 선뜻 구매할 수 없었지만 아픈 남편에게 후회 없이 해줄 수 있는 것을 다해주고 싶은 마음이 간절하여 남편과 아들을 설득하여 수소수 생성기를 구매하였습니다.

남편이 수소수를 마시고 난 뒤부터 친구나 친척들이 아픈 남편을 볼 때마다 혈색이 좋아졌다고 했습니다. 아울러 병원 치료도 성공적으로 진행되었습니다.

남편의 암 발병 이후 암 효과에 좋은 음식재료를 준비하고 천연녹즙이나 천연 건강보조식품을 섭취하였습니다. 그런데 이런 건강식품들을 수소수와 함께 복용하니 약의 효능·효과가 더 좋아지는 것 같습니다.

1년여 지속적으로 병원 치료와 함께 수소수를 꾸준히 마신 결과 암은 이제 거의 없어지고 흔적만 남은 상태로 계속 호전되고 있습니다.

초반에 1개월 항암치료 기간 동안 남편에게 정성껏 수소수를 받아다가 먹인 것이 오늘날 이런 좋은 결과를 가져온 것이 아닌가 싶습니다.

처음에 반대했던 아들도 수소수를 마시면 머리가 맑아지고 좋다며 확실히 일반 물과 다른 점을 느낀다면서 지금은 오히려 아들이 수소수 애호가가 되었습니다.

−최OO (만 60세, 여성)

H₂ "더 이상 항암치료 안해도 됩니다"

올해 55세인 전업주부입니다. 약 3년 전 자궁경부암 1-B기판정을 받고 자궁적출수술을 받았습니다. 수술 후 병원 측의 치료순서에 따라 방사선과 항암치료를 받던 중 갑자기 신장기능이 저하되어 스텐트 시술을 받아 배뇨할 수 밖에 없었습니다. 안타깝게도 이 스텐트는 아직도 제거하지 못하고 있습니다.

신장이 제 기능을 하지 못하여 배뇨가 제대로 이루어지지 못하니 하체는 부어오르고 무릎관절엔 항상 통증이 있었습니다. 설상가상으로 폐와 목젖 그리고 겨드랑이에도 암 세포의 전이가 예상된다는 소견을 받아 산부인과에서 혈액 종양학과로 진료과도 바뀌게 되었습니다.

하루하루 지나갈수록 몸이 더 안 좋아지고 희망도 사라졌습니다.

초기 암이 발견되고 암 수술을 할 때부터 남편은 나의 질병에 대해서 공부하기 시작했고 증상 개선을 위해서 다양한 시도를 했습니다.

암 수술과 항암치료는 몸속에 과다한 활성산소를 만들어서 그것들이 독성산소가 되어 오히려 부작용이 많다면서 신장이 나빠진 것도 바로 그러한 항암의 부작용이라고 설명해 주었습니다. 그러면서 활성산소를 제거하는데 수소수가 탁월하다며 세계적 의학지에 실린 논문을 보여주면서 수소수를 적극적으로 추천하였습니다.

그래서 2013년 6월경부터 수소수를 마시기 시작하였습니다. 수소수의 효과를 보려면 하루에 1.5~2ℓ 정도 마셔야 한다고 했는데 항암으로 힘들어진 몸은 음식이며 물도 많이 먹지 못하는 상태였습니다. 하지만 곧 항암을 이겨내겠다는 굳은 결심을 하고 수소수를 하루 1.5ℓ씩 매일매일 약 먹듯이 먹었습니다.

다행히 수소수가 일반 생수와 달리 목 넘김이 부드러워서 일반 생수보다는 더 쉽게 먹을 수 있었습니다.

그렇게 꾸준히 수소수를 마시기 시작하여 1~2개월이 지나면서 부터 서서히 배뇨가 좋아지더니 현재는 하체의 부기도 감쪽같이 빠지게 되었습니다. 또한, 병원에서의 정기 검사 결과 신장 기능이 정상으로 돌아왔다는 진단을 받았습니다.

더욱 고마운 것은 전이된 것으로 진단된 폐의 종양은 거의 줄어들어 없어졌고 목젖의 종양은 축소되어 양성적 부종이라고 판명되어 더는 항암치료를 받지 않아도 된다는 것이었습니다. 처음에는 반신반의했던 수소수 덕분에 일상생활은 물론 항암치료까지 종료하게 되었다는 것은 너무나도 기적과 같은 일입니다. 물론 수소수만 마신 것이 아니라 병원에서의 항암치료와 약도 병행한 것이지만 수소수를 마시지 않았다면 이런 기적은 없었을 것이라고 생각합니다.

이제까지는 수소수를 단지 마시는 식수로만 사용하여 하루 1.8ℓ 가량 마셨지만, 앞으로는 2.4ℓ 정도로 양을 늘려 볼 예정입니다. 또한 차(茶), 음식, 주조(酒造) 등 다양한 방법을 통해 수소수를 마시는 방법도 찾아보겠습니다.

마지막으로 고통의 나락에서 삶의 희망으로 이끌어준 수소샘생성기와 이것을 추천해 준 남편에게 고마움을 전합니다.

―이OO (만 50세, 여성)

H₂ 만병의 근원이 혈관에서 시작돼

간에 담석이 있어서 간 절개 수술을 받았습니다. 수술 후 꾸준히 병원의 정기 검사를 받으며 수소수 음용을 병행했습니다.

최근 혈관검사를 했는데 이전보다 혈관의 탄력이 좋아지고 건강 나이가 좋아졌다고 해서 너무나 기뻤습니다.

혈관은 심장의 좌심실에서 나와 대동맥이 되고, 점차 가지를 쳐서 세동맥 → 모세혈관 → 세정맥이 되며, 점점 모여서 굵은 정맥이 되어 우심방으로 들어가는 것이 기본적인 흐름입니다. 사람의 혈관을 일직 선으로 연결한다고 하면 약 10만km에 달하며, 지구를 두 바퀴 반 정도 도는 거리에 해당하는 어머어마한 길이입니다.

고혈암 고지혈증 당뇨병 등 대부분의 질병이 이 혈관에 기름이 끼고 헐거나 상처가 생겨 나타나는 질환입니다. 혈관이 깨끗하다는 것은 바로 건강하다는 증거이며 따라서 혈관을 깨끗하게 해주는 건강식품이나 건강보조제를 사용하는 것은 아주 바람직한 일이라고 여겨집니다.

이렇게 제가 병원에서 혈관이 아주 젊어졌다는 결과를 받고나니 여간 기쁘지 않았습니다.

제 경우는 수소수를 9개월 정도 먹었는데 피부가 맑아지고 소화기능이 많이 호전되었습니다. 몸 컨디션도 너무 좋아져 이젠 하루하루가 즐겁습니다. 수소수의 도움이라 믿고 더 열심히 마실 예정입니다.

−한OO (만 71세, 여성)

H₂ 약 없이 각종 질병이 개선

저는 600명 중의 1명이 나오는 특이체질 환자입니다. 아스피린 계열, 테라마이신 계열, 베리실린 계열 등 항생제 알레르기가 있어서 흔한 감기가 걸려도 약을 가려 먹어야 할 정도입니다. 만성적으로 신장염, 위염, 비염, 알레르기, 요실금, 대상포진 등이 있는데 이런 항생제 알레르기 때문에 제대로 약물치료를 받지 못하다 보니 어려움이 많았습니다.

지난 1년간 약을 일절 먹지 않고 수소수를 마셨더니 신장염, 위염, 비염 등의 증상이 많이 개선되었습니다.

저 같은 특이환자의 경우는 수소수가 최고의 치료제라고 할 수 있습니다. 치료약을 먹으면 그 약의 부작용 때문에 또 다른 고통을 겪어야 하는데 수소수는 물이므로 그 어떠한 부작용도 없고 항산화 효과로 인해 몸이 안 좋은 부분을 개선시켜 주기 때문입니다.

수소수를 마시면서 소변량이 많아져 요로결석이 없어지고 방광염도 없어졌습니다. 요로결석은 아마 소변을 보며 저절로 빠져 나온 것 같습니다. 아울러 물이 염증도 호전시켜 준 것이라 믿습니다.

최근 정기검진에서 의사 선생님을 만났는데 함박웃음을 웃으시며 "아주 관리를 잘했다"며 칭찬해 주셨습니다. 저 역시 얼마나 기뻤는지 모릅니다.

환자에겐 질병이 치료되는 것 만큼 기쁘고 행복한 일이 없습니다. 이런 점에서 수소수는 제 질병의 고통을 없애고 삶을 변화시켜 준 고마운 선물이 아닐 수 없습니다.

더 열심히 아니 평생 수소수를 열심히 마실 계획입니다. 수소수 생성기를 만들어 주신 관계자분들게 마음으로 감사를 드립니다.

−김OO (만 60세, 남성)

H₂ 전립선 증상이 호전되다

　수소수가 항산화 작용으로 좋은 물이라고 하여 집에 수소수 생성기를 설치해 1년 정도 남편과 함께 꾸준히 먹고 있습니다. 남편은 전립선 비대증으로 소변보는 데 어려움이 많았는데 수소수를 먹으며 전립선 증상이 좋아지고 있음을 본인이 느낀다고 합니다. 저도 고지혈증이 있었는데 계속해서 먹은 결과 고지혈증 증상도 많이 완화되었습니다.

　이 수소수 생성기는 반영구적이라 물만 갈면 언제든 마실 수 있어 온 가족이 사용한다는 점에서 아주 좋은 것 같습니다. 수소가 날라가는 성질이 있어 빨리 마시는 것이 좋다고 하지만 요즘 나온 생성기는 용존율과 용존량, 용존시간이 높아져 더 큰 효과를 기대해 볼 수 있다는 점이 장점입니다.

　인체의 70%는 물로 이루어져 있습니다. 몸에서 수분이 빠지면 그
것은 죽는 것이나 마찬가지입니다. 모든 의사들이 물을 자주 그리고
많이 마시라고 합니다.

　물은 혈액을 잘 돌게 해주고 소화를 도우며 온 몸에서 나쁜 균을
몸 밖으로 배출시키는 역할을 해주게 됩니다. 그래서 물을 조금씩 자
주 마셔 몸에 수분이 충분하도록 만들어 주아야 한다는 것이 이론이
이해가 됩니다.

　나와 아내의 건강을 도와준 수소수를 아이들에게도 자세히 알려
수소수를 먹으라고 권하고 있습니다.

－김OO (만 71세, 여성)

뽀루지와 주름이 사라지며
탱탱해지다

그동안 많은 세월 알칼리수를 마셔오던 저는 수소수를 마시고, 얼굴에 뿌리면서 참 신기한 경험을 하고 있습니다. 수소수를 스프레이 용기에 담아서 얼굴에 미스트로 하루에 5~6회 정도 지속해서 사용했습니다.

항상 꺼림칙했던 얼굴의 사마귀 같은 뽀루지가 몇 개 있었는데 언제 없어졌는지 모르게 떨어져 버린 것을 발견했습니다. 뽀루지를 만든 것은 병균인데 그 병균이 더 이상 힘을 쓰지 못한 결과라는 생각이 됩니다.

제가 나이는 제법 들었지만 여성의 아름다움은 피부에서 시작된다는 말에 공감하며 피부관리를 해 왔기에 얼굴에 무엇인가 나면 여간

신경이 쓰이는게 아니었습니다.

그런데 수소수를 뿌리고 열심히 마신 후에 눈 밑에 잡혀있는 물주머니 같은 주름도 얇아지고 탱탱해지는 것 같았습니다. 요즘은 점점 젊어지는 얼굴을 거울로 보는 것이 아주 즐겁습니다. 이렇게 수소수로만 피부관리가 가능한 것인지 놀라서 주변에 이사람 저사람 광고해주고 있습니다.

무엇보다 거울에 비친 얼굴을 자주 들여다보면서 신비로운 결과에 너무 감사하고 있습니다.

수소수가 갖는 항산화 효능이 피부에 자생한 않 좋은 부분들을 개선시키고 변화시킨 것이 아닌가 나름대로 추측해 봅니다. 수소수, 정말 추천하고 싶습니다.

-임OO (만 70세, 여성)

머릿결이 좋아지고 머리숱도 많아지다

저는 올해 74세의 건강한 남성입니다. 특별히 아픈 곳은 없지만 요즘 주변에서 수소수가 건강에 좋다고들 하여 추천받아 집에 설치하고 먹기 시작하였습니다.

예전부터 항상 머리가 간지럽고 비듬이 조금 있는 상태였는데 최근 탈모가 진행되는 나이가 되고 보니 머리에 신경이 쓰였습니다. 수소수가 탈모 및 발모에 도움이 된다는 설명을 접하고 매일 수소수를 마실 뿐만 아니라 샤워나 머리를 감을 때 수소수로 마지막 헹굼을 하고 스프레이 통에 담아 하루 2~3번 머리에 뿌리는 것을 약 6개월 정도 지속하였습니다.

그러던 중, 얼마 전 10년 전부터 머리를 계속 손질하던 단골 미용원에 갔더니, 머릿결 상태가 너무 좋은데 무슨 약이나 트리트먼트를 사용했느냐는 원장님의 질문을 받았습니다.

개인적으로는 머릿결이 좋아진 것 같고 머리숱도 많아진 것 같았지만, 매일 보는 머리인지라 긴가민가했습니다. 그런데 머리전문가인 미용원 원장님께서 그렇게 말씀하시는 것을 보니 확실히 발모 및 머리결이 고와지는 데에 수소수가 효과가 있는 것 같습니다.

언젠가 TV에서 '과일, 먹지 말고 피부에 양보하세요.'라는 화장품 광고를 본 적이 있는데 수소수를 단순히 마시는 것뿐만 아니라

머리에 직접 뿌린 것이 효과가 있지 않았나 싶습니다. 사실 머릿결이 좋아진 만큼 피부는 훨씬 더 좋아졌습니다. 일평생 피부나 외모에 전혀 관심이 없었는데 요즘은 피부가 좋고 젊어 보여서 내 나이보다 10세는 더 어리게 봐주니 더욱더 수소수를 열심히 먹고 있습니다.

정말 수소수가 내 인생의 시계를 거꾸로 돌려놓은 것 같습니다. 나이가 든다고 해서 움츠러들었던 마음이 수소수로 자신감이 많이 생겼고 하루하루 즐거워졌습니다. 수소수는 이제 남은 내 인생의 영원한 동반자입니다.

H₂ 변의 악취가 말끔히 해소

저는 약 1년 전부터 '수소수'를 애용하고 있습니다. 하루는 사무실에 놀러 온 친구가 저와 잡담을 하면서 '수소수'를 두세 잔 마시고 돌아갔습니다. 그 다음 날, 친구로부터 "깜짝 놀랐어. 아침엔 언제나 변비기가 있었는데 시원하게 변을 본데다가, 악취가 나지 않아서 너무 놀랐어."라는 전화를 받았습니다.

저 역시 그러고 보니 수소수를 마신 뒤에는 변 냄새가 달라진 것을 발견할 수 있었습니다.

보통 변을 보면 건강상태를 알 수 있다고 합니다.

가장 이상적인 대변은 작은 바나나와 같은 굵기로 한 번에 길게 배설되는 것입니다. 배변 후에 휴지에 잔변이 거의 묻어나지 않는 것이 좋다고 합니다.

대변과 관련해 가장 걱정하는 상황은 설사와 변비인데 양방에서 말하는 설사는 세균이나 바이러스 등에 의한 급성 염증인 경우가 대부분입니다. 물론 만성염증이나 항암후유증, 우유 등을 소화시키지 못하는 것 등의 식사요인으로도 나타납니다.

변이 너무 단단하게 나오는 변비도 자주 볼 수 있는 증상인데 3~4일에 한 번 미만으로 배변을 하는 경우를 변비라고 한답니다.

변비가 생기는 가장 큰 이유는 위장관의 열 때문입니다. 위장관이나 삼초(三焦)에 열이 잠복해 있으면 진액이 마르게 되고, 더불어 대변도 단단해져 배변이 힘들어집니다. 폐(肺)의 기운이 약해도 대장에 영향을 주어 배변이 어려워질 수 있습니다.

변비로 고생할 때는 육류보다는 야채류를 많이 먹고 유산균도 도움이 된다고 합니다. 여기에 저처럼 수소수를 계속 먹어준다면 더 이상 변으로 고통받지 않으리라 여겨집니다.

― N씨 (40세, 남성)

여드름과 변비를 해결한 수소수

20대의 학생입니다. 저는 변비와 여드름이 고민이었습니다.

이중에서도 여드름은 더 큰 걱정이었습니다.

여드름은 주로 얼굴, 목, 가슴, 등, 어깨 부위에 면포, 구진, 고름 물집, 결절, 거짓낭 등이 발생하는 염증성 피부질환입니다. 여드름은 대개 10대 초반에 발생하나, 20대 전후에 증상이 심해질 수도 있는데 제가 바로 그 20세기에 더 심한지도 모르겠습니다.

치료를 하지 않아도 보통 수년 후에 없어지지만 치료하지 않을 경우 영구적인 흉터를 남길 수 있어 미용적인 문제가 되며, 생명을 위협하는 병은 아니지만 환자에게 심리적인 부담을 주게 됩니다. 따라서 평상시에 여드름이 생기지 않게 하기 위한 피부 관리를 하는 것과 여드름의 치료에 관심을 가지는 것이 중요한데 제 경우는 수소수로 이 문제가 해결이 되었습니다.

여드름을 치료하려면 먼저 피지선과 피지에 대해 알아야 합니다. 피지선은 여드름이 흔히 발생하는 얼굴, 등, 가슴 부위에 많이 존재합니다. 피지선은 모낭이라 불리는 모발을 포함한 관과 연결되어 있으며, 이들 피지선에서 피지라 불리는 기름 물질이 생성됩니다.

정상 상태에서 이 피지는 모낭의 열린 부분을 통해 피부 밖으로 배출되지만, 피지 분비가 많아지면 피지가 모낭의 내벽을 자극하여 내벽 세포가 더 빨리 탈락하게 만들고, 이 탈락한 세포들은 엉겨서 모낭의 구멍을 막습니다. 이것이 여드름의 기본 병변인 면포(comedone, 모낭 속에 고여 딱딱해진 피지)가 된다고 합니다.

제 경우는 변비가 계속되면서 뾰루지가 점점 늘어나 화장도 할 수 없을 정도였습니다. 그런데 엄마가 보내주신 수소수 생성기를 사용하면서 변비도 뾰루지도 점점 없어지고 있습니다.

아직 마신 지 몇 주밖에 되지 않았는데 이렇게 빨리 결과를 볼 수 있다는 사실에 깜짝 놀라고 있습니다. 같은 고민을 가진 친구에게도 권해서 지금은 함께 먹고 있습니다.

－ Y씨 (22세, 여성)

H₂ 이젠 나도 생얼 미인

여러분도 꼭 사용해보셨으면 합니다. 소량의 수소수를 손에 덜어 손바닥, 목, 목덜미에 펴 발라 보세요.

피부가 매끈매끈해져서 부드러워지고 피부 상태가 지금까지와는 완전히 다르다는 걸 알게 되실 겁니다. 건조한 피부, 지성 피부, 주름 이나 기미 같은 피부 트러블로 고민하고 계신 분들은 꼭 한번 시험해 보세요. 기미는 점점 옅어지고 매일 매일 세안 시간이 즐거워질 것입니다. 저는 수소수의 팬입니다.

이 뿐 아니라 기미도 사라졌습니다. 수소수를 마시기 시작한 다음 부터 얼굴 여기저기에 있던 기미가 점점 옅어졌습니다. 그뿐만 아니라 출산 후 빠졌던 눈썹이 점점 나기 시작했어요. 설마 했지만 정말 눈썹이 나고 있더라고요. 모든 것이 수소수를 마신 후 나타난 결과라 믿기가 힘들 정도입니다.

지금은 예쁜 아치형 눈썹이 됐습니다. 또 잇몸이 아플 때나 구내염이 생겼을 때 수소수를 입에 머금고 있으면 통증이나 부기가 없어지곤 했습니다. 이 사실에 가족 모두 놀라고 있습니다. 그것은 수소수가 갖는 항산화 효과라 믿기 때문입니다.

여성들에게 맑고 깨끗한 피부는 누구나 소망하는 부분입니다. 이 수소수로 그 희망에 가까이 다가갈 수 있다면 아마 수소수는 모든 여성들에게 환호받기에 충분한 자격이 있습니다.

'수소수'는 외용으로 사용해도 피부미용 효과, 미백효과가 우수한 물이라는 것이 여성 애용자들의 일치된 체험입니다. 햇볕에 그을리거나 기미 등으로 고민하고 있는 여성은 반드시 시험해 보기 바랍니다. 1~2주 사이에 피부가 변했다는 것을 실감할 수 있을 것입니다.

특히 꽃가루 알레르기 과민증상, 피부의 염증이나 짓무름, 햇볕에 탄 피부나 기미 등을 일으키는 범인은 모두 '활성산소'인데 이 활성산소만 억제시킨다면 해결이 됩니다. 이를 위한 수단이 바로 '수소'가 풍부하게 함유된 물, 수소수입니다.

— S씨 (36세, 여성)

H₂
탈모가 멈추다

친구가 하도 권유해서 '건강 유지만 된다면' 하는 가벼운 기분으로 1년 정도 전부터 수소수를 마시기 시작했습니다. 그런데 마신 후부터는 거의 감기에 걸리지 않게 됐습니다.

탈모는 정상적으로 모발이 존재해야 할 부위에 모발이 없는 상태를 말하며, 일반적으로 두피의 성모(굵고 검은 머리털)가 빠지는 것을 의미합니다. 성모는 색깔이 없고 굵기가 가는 연모와는 달리 빠질 경우 미용상 문제를 일으킬 수 있습니다. 서양인에 비해 모발 밀도가 낮은 우리나라 사람의 경우 약 10만개 정도의 머리카락이 있으며 하루에 약 50~100개까지의 머리카락이 빠지는 것은 정상적인 현상이라고 합니다.

따라서 자고 나서나 머리를 감을 때 빠지는 머리카락의 수가 100개가 넘으면 병적인 원인에 의한 것일 가능성이 높으므로 의사와 상담해 보는 것이 좋습니다.

탈모증 중에서 빈도가 가장 높은 것은 남성형, 여성형 탈모증과 원형 탈모증이며, 이들은 모두 흉터가 발생하지 않습니다. 저 역시 탈모로 아주 고생하며 스트레스를 받았던 경우입니다.

그런데 수소수를 음용했는데 상태가 호전되는 것 같아 요새는 샴푸 후에 머리카락이나 피부, 눈을 씻는 데 사용하고 있습니다. 제 경우에는 탈모방지 효과가 큰데, 샴푸 후에 사용한 지 3일 정도 지나자 고민이었던 탈모가 멈춘 것 같은 기분이 들었습니다. 또 가늘었던 머리카락 한 올 한 올에 탄력이 생기고 있습니다.

그뿐만이 아닙니다. 탈모가 눈에 띄었던 앞머리 부분에 솜털이 나기 시작해 지금은 인상이 확 바뀌었습니다.

또 운전 중에 잘 안 보였던 눈이 아침 세안 시 수소수로 눈을 씻고 나서부터는 뚜렷해졌습니다. '기분 탓일까?'라고 생각해 얼마간 얼굴의 오른쪽에만 사용했더니 확연히 오른쪽 볼만 팽팽해졌습니다.

그리고 수소수를 마시고 나서는 피로감이 없어졌다는 것을 매일 느끼고 있으며 위장의 움직임이 좋아져서 변도 잘 보게 됐습니다.

수소수를 마신 남녀 모두에게서 많이 볼 수 있었던 것이 바로 두발에 관한 효과였습니다. "최근 탈모가 부쩍 적어졌다.", "흰 머리카락이 점점 줄고 검은 머리카락이 늘어났다.", "정수리 부분의 머리카락이 적어져서 신경이 쓰였는데, 최근 머리카락이 많이 나고 있다. 오랜만에

만난 친구가 못 알아볼 정도였다."라는 경험담이 많습니다.

탈모나 흰머리의 원인은 말할 필요도 없이 '활성산소'입니다. 따라서 활성산소를 효율적으로 제거할 수 있다면 탈모나 흰머리를 방지할수 있고 그 가운데 수소수가 자리잡고 있는 것입니다.

– N씨 (50세, 남성)

전립선암 재발, 전이 걱정 사라지다

제가 전립선암에 걸린 것을 발견한 것은 2005년 말쯤이었습니다.

암 중에는 비교적 심각한 것이 아니라는 것은 알고 있었지만, 그래도 암은 암이기 때문에 언제 전이될지 모른다는 생각을 하면 내심 불안했습니다.

전립선암 치료는 몇 가지 중에서 선택할 수 있습니다. 전립선을 적출하는 수술, 방사선 그리고 아무것도 하지 않은 채 상태를 보는 경과 관찰입니다. 처음에는 수술의 위험을 생각해서 경과 관찰을 선택했습니다. 그런데 전립선암의 종양 마커인 PSA 수치가 매일 상승하더군요.

이대로 두면 암 진행이 더 빨라질 거라고 생각해 방사선요법 중에서 비교적 최신 치료방법인 소선원료법(小線源療法)을 하기로 했습니다. 이것은 아주 작은 티타늄 캡슐에 방사선 물질을 넣고, 그 캡슐을 60~80개 정도 전립선에 유치한 후 시간을 들여 암을 떼어내는 방법입니다.

전부 적출할 경우, 입원과 요양에 적어도 3개월 정도가 걸리는 데다가 발기능력이 확실히 떨어지기 때문에 그럴 염려가 없다는 근접치료기를 선택한 것입니다.

이 요법을 시술받은 것은 2006년 8월이었습니다. 그 당시의 PSA 수치는 7.52였습니다. 통상적으로 시술 후에는 PSA 수치가 급격히 저하되고 그 후 서서히 감소하게 됩니다. 그리고 1년 후에는 대부분이 1.0을 밑돌게 됩니다.

그런데 제 경우에는 PSA 수치가 생각처럼 떨어지지 않았습니다. 1년이 지난 2007년 8월이 됐는데도 3.02라는 높은 수치를 보여서 의사도 고개를 갸웃거렸습니다. 저도 내심 '근접치료기는 나한테 효과가 없는 건가. 잘못된 선택을 한 건 아닐까?'라는 생각이 들어서 불안한 나날을 보냈습니다. 전이에 대한 걱정도 머리에서 떠나질 않았습니다.

고민에 빠져있던 2008년 1월, 친구가 수소수를 소개해줬습니다. 그러나 이런 걸로 암이 나을 거라고는 도지히 믿을 수 없었기에 한동안은 방치해뒀습니다. 하지만 3개월 정도 지난 4월 말, 우연히 수소수를 시험해본 분들의 체험을 들을 기회가 있었는데, 모든 분들이 입을 모아 여러 가지 효과가 있었다는 것을 이야기해 주셨습니다.

그들의 체험을 들으면서 '나도 수소 수에 한번 맡겨보자.'라고 결심했습니다.

집에서는 2ℓ의 수소수를 마셨고, 외출할 때는 500cc 병에 상시휴대해 하루에 2ℓ이상을 마시도록 노력했습니다. 그리고 5월 말, 검진을 받는 날이 다가왔습니다.

우선은 혈액검사, 1시간 후 담당의의 호출로 진찰실에 들어가자 선생님은 만면에 미소를 띠고 있습니다. 지금까지 고개를 갸웃거리며 "왜 생각처럼 PSA 수치가 떨어지지 않을까요?"라고 말하던 의사가 처음으로 "베리 굿이군요."라고 말했습니다.

그때까지 3개월마다 0.2 정도밖에 떨어지지 않았던 PSA 수치가 한번에 1.0이나 낮아진 것입니다. 이 글을 읽는 분들에게는 감이 오지 않을지 모르지만, 수술 후 2년 가까이 경과하면 PSA 수치는 거의 떨어지지 않습니다.

그런데 1.0이나 떨어졌다는 것은 놀라운 일이어서 의사도 "왜 지금 단계에서 1.0이나 떨어졌는지 모르겠지만, 어쨌든 축하합니다. 이걸로 전립선암 재발이나 전이는 걱정 없습니다."라는 말을 해주었습니다.

수소수를 본격적으로 마시고 나서 1개월 만에 PSA 수치가 극적으로 떨어진 것입니다. 이제는 수소수를 손에서 뗄 수 없게 됐습니다. 계속 마셔서 더 건강한 생활을 즐기고 싶습니다. 죽음에 대한 불안 없이 건강한 생활이 얼마나 멋진 것인지 알기에 수소수에 진심으로 감사하고 있습니다.

– H씨 (58세, 남성)

담관암 극복 후 복직

저는 56세 회사원 입니다. 계속해서 피곤하다는 느낌이 들던 2007년 4월 말, 소변이 홍차와 같은 색깔로 변하고 눈의 흰자위도 노란 것이 분명히 황달로 보이는 증상이 나타나기 시작했습니다.

서둘러서 병원으로 달려가 진단을 받았더니 긴급입원이 필요하다고 했고, 그 후 정밀검사를 받은 결과 담관암(膽管癌, cholangiocarcinoma) 2기라는 선고를 받았습니다.

'암'이라는 진단은 정말 청천벽력 같은 이야기였으며, 지푸라기라도 잡고 싶은 심정으로 하야시 선생님께 상담했더니, 지금부터라도 수소수를 마시면 수술을 받을 경우 회복이 빨라지고, 항암제에의한 부작용도 경감시킬 수 있다는 등의 충고를 들을 수 있었습니다. 그래서 바로 수소수를 마시기 시작했습니다. 가능한 한 많은 수소를 마시기 위해 매일 3ℓ이상을 마시도록 노력했습니다.

수술시간이 10시간 넘게 걸리자 제 아내는 '이미 가망이 없는 걸까'라고 생각했다고 하는데 다행히도 무사히 환부를 적출할 수 있었고 수술 후 회복도 의사나 간호사들이 놀랄 정도로 빨라서 예정보다 빨리 퇴원하게 됐습니다.

항암치료도 받고 있는데 다행히도 항암제 치료로 인해 발생한다는 부작용이 거의 없는 상태인데다가 식욕도 떨어지지 않아서 체중도 안정적입니다. 현재는 복직해서 왕복 4시간의 통근시간을 포함한 근무를 거뜬히 해내고 있으며, 회사에서도 예전과 거의 변함 없는 제 상태를 보고 '정말 항암제 치료를 받고 있는 거야?'라는 질문을 받을 정도입니다.

진단을 받았을 때 '최악의 경우, 남은 시간은 반년'이라는 선고를 받았고, 저도 아내도 절망의 나락으로 빠진 듯한 기분이었는데, 수소수 덕분에 이렇게 회복할 수 있었습니다. 또 앞으로도 계속해서 수소수를 마시면 반드시 암을 극복할 수 있다는 희망을 품고 생활할 수 있게 됐습니다.

수소수를 함께 마시고 있는 제 아내도 감기에 걸리지 않게 됐고, 냉증도 없어졌다고 기뻐하고 있습니다. 이렇게 대단한 것을 개발해주시고, 상담했을 때 마음이 든든해질 정도로 격려해주신 하야시 선생님께 집사람과 저는 마음 깊이 감사하고 있습니다. 정말로 감사합니다.

－N씨 (56세, 남성)

H₂ 식욕이 생기고 체력도 붙어

뇌종양 적출수술을 받고 나서 '수소수'를 마시기 시작했습니다. 주치의의 얘기로는 '남은 종양이 조금씩 괴사하고 있는 상태'라고 합니다. 전 수소수 덕분이라고 생각하고 있고, 수소수를 마시기로 결정한 것이 가장 올바른 판단이었다고 생각하고 있습니다. 병원에 검진하러 가는 것이 하나의 즐거움이 됐습니다.

그래서 유방암에 걸린 제 친구에게도 수소수를 마시게 했습니다. 우연인지 아니면 치료인지 3일 만에 심장과 폐에 고여 있던 물이 빠져나간 것 같다고 합니다. 암이 뼈와 림프샘으로 전이돼서 의사들조차 포기한 상태였는데, 점차 식욕도 생기고 체력도 붙고 있습니다.

또 친구가 병원에서 알게 된 유방암 환자도 수소수를 마시고 나서는 기운을 차려 수술을 하지 않아도 될지 모른다는 희망을 품게 됐다고 합니다.

저를 비롯해 주변의 놀라운 치료효과를 보면서 수소수가 왜 그토록 많은 사람들을 놀라게 만들었는지 이해가 되었습니다.

물론 수소수가 만병통치는 아니라고 저도 생각합니다. 그런데 우리가 몸에 유익한 물을 마심으로 우리 몸에 자생하던 안좋은 균들이 항산화 효과로 인해 사라지고 그것이 결국 우리를 괴롭히고 있던 질병을 낫게 만드는 비결이 아닐까 하는 생각이 듭니다.

효과가 큰 만큼 주변에 계속 이 굿뉴스를 많이 알리고 전파할 생각입니다. 수소수 생성기가 제 건강을 책임지는 귀한 기기이기에 이를 개발한 분께 진심으로 고마움을 전하고 싶습니다.

– U씨 (52세, 여성)

숙취의 고통이 사라지다

과음한 다음 날 평소보다 많은 양의 수소수를 마시면, 위통이나 권태감 등의 숙취 증상이 사라진다는 것을 알았습니다. 전기분해 방식은 언제라도 풍부한 수소수를 만들어 먹을 수 있기 때문에 부담없이 마음껏 사용할 수 있다는 게 좋습니다.

앞으로도 계속 수소수를 마셔서 생활습관병 등도 예방하고 싶습니다.

재 주변의 한 분은 애연가였는데 수소수를 마시고부터는 담배맛이 사라져 저절로 금연을 하게 되었다고 합니다.

흡연이나 음주는 습관성이라는 것이 가장 큰 문제입니다. 즉, '피지 않고는, 마시지 않고는 견딜 수 없다.'는 상태에 빠진다는 것입니다. 그런데 수소수를 열심히 마시면 음주습관은 의외로 간단히 극복할 수 있습니다.

'매일 반주만은 거를 수 없어.'라는 사람도 반드시 한 번 시험해보기 바랍니다. 반주를 마시지 않아도 잠을 잘 이룰 수 있을 것입니다. 그런데, '습관성이 없어진다.'는 것은 실로 뜻밖의 좋은 결과를 초래할 수도 있습니다.

약물의존증이나 마약각성제중독증 문제가 해결될 수 있기 때문입니다. 수소수는 여러 부분에서 우리에게 도움을 주는 귀한 생명의 물입니다. 앞으로 수소수를 만들어 보급하는 생성기가 더 연구되고 발전되어 소비자들이 싼기기를 통해 수소수 용존율이 높은 수소수를 마음껏 마실 수 있게 되기를 바라마지 않습니다.

- E씨 (62세, 남성)

H₂ 수족 냉증 해결

저는 체력이 떨어지고 금세 피곤해지며 냉증이 있었습니다. 수소수를 최근 들어 마시기 시작했는데 마시기 전보다 몸 상태가 좋아진다는 것을 매일 느끼고 있습니다.

여름에도 손발이 차서 쉽사리 잠들지 못했는데 지금은 이불에 들어가면 바로 숙면할 수 있게 됐습니다. 집에 있을 때도, 외출할 때도 수소수만 마시고 있습니다. 다음에는 친구나 주변 사람들에게 권해보고 싶습니다. 물론 제 건강관리도 계속해 나갈 생각입니다.

또 갱년기를 맞고 나서 저혈압이었던 제가 건강검진에서 고혈압 진단을 받았습니다. 혈압은 최고치 150, 최저치 100이었습니다.

의사로부터 식사에 주의를 기울이고, 정기적으로 검진하라는 권유를 받았었습니다. 그런데 수소수를 마신 지 3개월이 지난 후 검진에서 놀라운 결과가 나왔습니다. 혈압이 최고치 120, 최저치 70으로 안정된 것입니다. 갱년기 특유의, 뭐라 말할 수 없는 심신의 고통이 가벼워진 듯한 기분입니다.

여성들에게 수족 냉증은 적지 않은 고통을 주기에 여기에 시달리는 사람들도 적지 않습니다. 수소수가 이 부분도 일부 해결해 줄 수 있다면 여성들의 박수를 받을 수 있을 것이 분명합니다. 수소수를 통해 보다 많은 여성들이 냉증에서 벗어나고 아울러 혈압개선 등 모든 부분에 도움을 받을 수 있길 바라는 마음입니다.

– M씨 (56세, 여성)

H₂ 여성들의 원인모를 다양한 증상을 호전시켜

예전에 사고로 인해 큰 충격을 받은 적이 있습니다. 그 후부터 체력이 떨어지고, 어깨나 목이 결려서 고생하고 있었습니다. 어느 날, 친구가 수소수를 권해서 마시기 시작했습니다. 부드럽고 마시기 편하다는 점에 놀랐습니다. 지금까지 비싼 물을 매일 배달해 마셨었는데, 이제 그럴 필요가 없어졌습니다. 아파서 고생하던 부정수소(不定愁訴)로부터도 졸업하고, 이제 드디어 활기찬 나날을 보낼 수 있을 것 같습니다.

부정수소란 의학용어를 설명해 드리면 이것은 부정형신체증후군(不定形身體症候群)이라고 합니다. 이 증상을 가진 사람은 뚜렷하게 어디가 아프거나 병에 걸린 것도 아닌데 병적 증상을 호소하곤 합니다. 머리가 무겁거나 초조감, 피로감, 불면, 견통, 심계 항진, 식욕 감퇴 따위가 생기며 막연한 불쾌감도 듭니다. 그렇지만 실제로 검사해 보면 아무 이상도 발견되지 않습니다.

많은 여성분들이 아프긴 한데 병원에 가면 그 원인을 찾아내지 못해 안타까워 합니다. 이런 분들에게 수소수는 아픈 곳을 낫게 만드는 신비한 물이라 추천해 드리고 싶습니다.

보통 젊은 여성 사이에서는 생리불순, 중년 이후 여성에게는 갱년기 장애가 가장 큰 고민이라고 합니다. 이와 같은 증상은 여성 호르몬인 난포 호르몬(卵胞hormone), 황체 호르몬(黃體hormone)의 언밸런스로 인해 발생하는 것으로 알려져 있습니다.

이러한 증상을 간단하게 해결해주는 것이 바로 '수소수'입니다. 지금까지 도착한 체험담에서도 생리불순이 개선되고 있다는 경우가 많았습니다. 생리불순이나 갱년기장애 등 '눈에 보이지 않는 증상'을 일으키는 원인은 그러한 증상의 밑바탕에서 발생하고 있는 '눈에 보이지 않는 반응' 때문입니다.

바로 이 '눈에 보이지 않는 반응'의 정체는 '활성산소 대 활성수소'의 일대일 대결입니다. 이 일대일 대결에서 활성산소가 우세할 경우 생리불순이나 갱년기장애 증상이 나타납니다. 반대로 활성수소가 우세하다면 생리불순이나 갱년기장애는 발병하지 않습니다. 또 발병했다고 하더라도 활성수소가 우세해지면 증상은 사라집니다.

― H씨 (48세, 여성)

전신 아토피에서 탈출

아토피였던 아들의 증상이 최근 들어 눈에 띄게 개선되고 있습니다. 한 달 전까지만 해도 심각했던 얼굴의 증상이 훨씬 좋아졌고, 붉은 기와 까칠까칠한 것도 많이 좋아졌습니다.

수소수는 매일 마시고 있으며 목욕 후에 끼얹는 물로 사용하고, 심할 때는 수소수에 적신 가제로 찜질하는 등 열심히 하고 있습니다. 등에 약간의 가려움이 남아있기도 하지만 눈으로 보기엔 아주 깨끗합니다. 몇 군데 아직 신경 쓰이는 부분이 있지만, 2개월 만에 이렇게 개선됐다는 게 꿈만 같습니다.

그렇게도 낫지 않던 얼굴의 아토피는 매일 번져서 입술에서는 진물이 났고, 남자아이지만 자기 얼굴이 그런 걸 보기 싫은지 거울도 잘 안

봤었습니다. 그런데 요즘엔 거울을 들여다보곤 합니다. 하루가 다르게 원래 피부로 돌아가고 있다는 느낌입니다. 아토피인 분들은 하루빨리 수소수를 만나 저희처럼 개선되기를 기원합니다.

제 주변의 28세 여성인 K씨는 몇 년 전에 발뒤꿈치로 못을 밟은 적이 있었다고 합니다. 그때부터 상처에서 고름이 나오면서 나아질 기미가 보이지 않았는데 수소수를 마신 다음부터 뒤꿈치에 새로운 살이 생기면서 상처가 낫고 있다고 합니다. 그냥 마셨을 뿐인데 정말 신기합니다.

아토피도 일종의 피부 상처인데 결국 수소수가 피부를 재생시키고 균을 죽이는 역할을 한다는 것을 예상해 볼 수 있습니다.

– H씨 (43세, 여성)

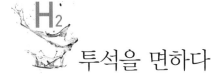

투석을 면하다

저희 장모님이 신장병을 앓아서 입원하셨고 병원에서 매일 1.5~2 ℓ의 물을 마시라는 지시가 있어서 인터넷으로 병과 싸워 이길 수 있는 '물'을 찾아보기 시작했습니다.

이렇게 인터넷을 검색하던 중 자연스럽게 '수소수'를 알게 됐고, 입원 중에 계신 장모님께 '수소수'를 매일 마시도록 했습니다. 이렇게 '수소수'를 사용한지 7개월이 됐습니다.

매일 매일이 걱정의 나날이었지만 검사결과가 좋았고, 간신히 투석도 면하게 됐습니다. 의사도 "지금 바로 투석하지 않으면…"이라고 했는데, 나중에 상태를 보고 "다행이군요."라고 말하면서도 뭔가 석연치 않은 듯한 모습이었습니다. 본인은 투석을 해야 하는 것으로 거의 보

있는데 증세가 일부 호전된 것에 놀라움을 표현한 것입니다.

다행이라 여기며 퇴원했고 장모님은 이 후에도 두 번 더 입원해 팔에 바이패스(bypass) 수술을 받았습니다.

그때마다 사실 투석하자는 얘기가 나왔고, 투석을 해야 할지 말아야 할지 고민하는 상태가 계속됐습니다. 그런데 수소수를 열심히 마시면 월 1회 실시하는 검사에서 결과가 좋게 나왔고, 현재도 투석은 하지 않은 채 일상생활을 하고 계십니다.

아무리 생각해도 투석을 하지 않아도 되는 이유가 수소수 때문이라는 생각이 들어 감사하게 됩니다. 수소수는 앞으로도 계속 열심히 마실 것입니다.

– M씨 (60세, 남성)

H₂ 지방간이 없어지다

저는 2년 전부터 수소수를 마시고 있는 40대 주부입니다. 덕분에 심했던 어깨결림과 냉증이 거짓말처럼 사라졌고, 이번 겨울에도 감기 한번 걸리지 않고 건강하게 보낼 수 있었습니다. 이번에는 남편 얘기를 알려드리려고 펜을 들었습니다.

남편과 저는 20대 초반에 결혼해서 금방 첫아들을 낳았고 남편은 그 뒤로 매일 밤 반주를 하기 시작해 20대에 요산(尿酸)수치 9.5mg/dℓ을 넘겼습니다.

의사가 평생 먹어야 한다며 약을 처방해 줬고 그 약으로 13년간 요산수치를 낮췄는데 그 후에도 20년 동안 쉴 틈없이 많은 술을 마셔서 콜레스테롤, 중성지방, γ-GTP 수치가 상당히 높아졌고, 50대가 되기 전에 지방간에 걸렸습니다.

남편의 건강이 걱정돼서 매일 "술 좀 끊어."라고 말하고 있지만 들으려고도 하지 않고, 불안한 생각도 들었습니다.

그때 수소수를 만났고 "술 좀 끊어."라고 말하는 대신 "물 좀 마셔."라고 말하게 됐습니다. 그 날부터 남편은 수소수를 매일 3ℓ씩 마셨고 술에도 수소수를 타서 마셨습니다. 그리고 최근 건강검진 결과를 보고 깜짝 놀랐습니다.

콜레스테롤이 244→207mg/dℓ(기본수치 130~219mg/dℓ)였고 중성지방이 502→147mg/dℓ(기본수치 30~149mg/dℓ)였으며 γ-GTP가 154→87u/ℓ(기본수치 0~75u/ℓ)였습니다. 여기에 요산수치는 약 사용 없이, 7.2mg/dℓ(기본수치 2.6~7.5mg/dℓ)였습니다.

늘 걱정했던 지방간이 말끔히 사라져 버렸습니다. 없으면 못살 것 같았던 술을 끊었고, 수소수를 마신 것만으로 건강한 몸으로 돌아온 남편은 매우 기뻐하고 있습니다. 이렇게 훌륭한 건강법은 없을 겁니다. 수소수를 개발해주신 덕분이라고 저희 부부는 마음 깊이 감사드리고 있습니다.

− K씨 (45세, 여성)

Part 4

궁금합니다
수소수

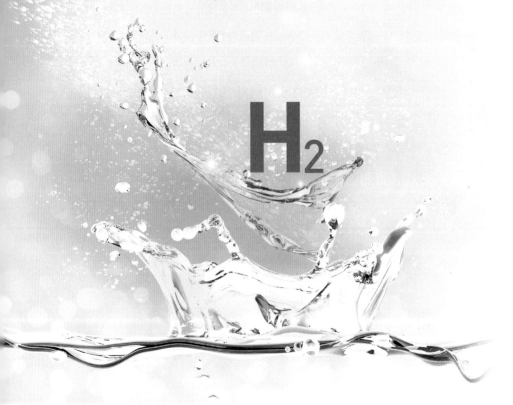

H₂

SUSOSAM

세포의 세포막은 지질로 구성되어 있는데 독성산소의 공격을 받
으면 과산화지질이 되어 세포막의 기능을 잃을 뿐만 아니라 끈
적끈적하여 혈관의 혈액 흐름을 방해합니다.
수소수는 독성산소로 부터 세포막을 보호할 뿐만 아니라 이미
과산화지질로 변한 죽은 세포의 끈적거림을 녹여 체외로 배출하
게 도와줍니다.

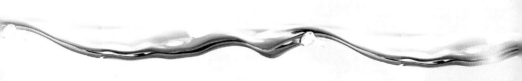

수소수 관련 Q & A

Q. 항산화제 중에서도 수소수는 각별한 존재 또는 가장 이상적인 항
산화제라고 하던데 그 이유는 무엇입니까?

수소수는 세포를 손상시키는 나쁜 활성산소만을 없애고, 좋은 활
성산소에는 작용하지 않습니다. 수소수는 부작용이 전혀 없을 뿐만
아니라 신체의 나쁜 곳에만 작용합니다.

활성산소를 제거할 수 있는 항산화물질은 비타민 C, 비타민 E, 카
테킨, 리코빈, 코엔자임 Q10 등 여러 가지가 있습니다.

이러한 항산화 물질 중에서 독성 활성산소(하이드록실 래디칼)만
을 제거할 수 있는 것은 오직 수소뿐입니다.

세포의 구성은 세포를 덮는 세포막이 있고 그 안에 세포질이 있습

니다. 그 세포질 안에는 핵이 있고 이것도 막으로 덮여 있습니다. 항산화 물질은 세포막을 뚫고 들어가기가 어렵습니다. 세포막은 기름으로 되어있어서 물에 녹지 않는 비타민 E나 코엔자임 Q10은 작용하지 않습니다.

각각의 항산화물질은 인체 내 모든 독성산소에 반응하지 못하고 특정 부위와 장기 등에 개별적으로 작용하기 때문에 만능이 아닙니다.

더구나 뇌세포에는 뇌를 보호하는 뇌관문이 있어 어떤 항산화물질도 들어갈 수 없습니다. 그러나 수소수만은 세포 안의 어디에든 들어갈 수 있습니다. 수소수의 수소는 기체의 분자이기 때문입니다.

세포막은 지질, 다시 말해서 기름으로 되어있지만, 수소분자는 물이든 기름이든 어디든지 침투할 수 있습니다. 게다가 신체에 유해한 나쁜 활성산소, 즉 독성산소만을 선택적으로 환원할 수 있습니다.

PoINT 독성산소, 나쁜 활성산소, 유해산소 등은 동의어이다.

Q. 수소수는 부작용이 전혀 없나요?

현재까지의 연구에서는 부작용은 보이지 않고 있습니다. 이론상으로는 부작용이 있을 수 없습니다.

수소수가 부작용이 없는 이유는 수소수를 마시면 짧은 시간내에 체내를 돌아다니기 시작, 수소가 세포에 도달하게 되고 체내의 나쁜 활성산소와 만나면 바로 물이 됩니다(환원작용).

활성산소와 결합한 수소는 물이 되어 체외로 배출됩니다. 체내에 나쁜 활성산소가 없는 사람이라면 아무리 대량으로 수소가 들어가도 호흡으로 빠져나와 몸 안에 머무르는 일이 없습니다.

수소자체는 해가 없는 기체이기 때문에 부작용은 일어날 수 없습니다.

PoINT 화학식 : 수소(H2) + 활성산소(2·OH) = 물(2H2O)

Q. 수소는 신체의 안 좋은 부분에만 효과를 발휘한다는 데 사실인가요?

수소는 나쁜 활성산소인 하이드록실 래디칼이 강하게 작용하고 있는 부위에만 작용합니다.

예를 들면, 스트레스를 느끼고 있을 때 수소수를 마시면 뇌에 효과가 있고 무릎이 아프면 무릎에 효과가 있습니다.

다시 말하면 얼굴에 기미가 염려되어 수소수를 마신다 해도 다른 아픈 곳이 있다면 그 아픈 부위에 먼저 효과가 나타납니다.

일반적으로 혈압 강하제를 먹으면 고혈압의 사람은 물론 건강한 사람, 저혈압의 사람 모두 혈압이 내려갑니다.

그렇지만 수소수는 실제로 적절하게 고혈압의 사람에게만 작용하고 저혈압의 사람에게는 오히려 혈압을 높여 주며 건강한 사람의 혈압수치는 변하지 않도록 작용합니다. 과하지도 부족하지도 않게 적절한 부분에 효과를 나타내는 것이 수소수의 효과입니다.

Q. 수소수는 건강과 관련된 측면에서 악순환의 연결고리를 끊는다고 하는 데 정말인가요?

지금까지 산화, 염증, 알레르기는 각각 별도로 발생하는 것이라고 생각해 왔습니다. 그렇지만 이 3가지는 악순환의 연결고리로 밀접하게 연결되어 있습니다.

또한, 수소가 나쁜 활성산소를 격퇴하는 것만이 아니라 나쁜 활성산소가 생겨나기 어려운 체질로 바꾸는 작용도 합니다.

다시 말하면, 수소는 유전자의 스위치를 조절, 체질을 바꿔줍니다.

조절은 조명등으로 비유하면 불을 켜고 끄는 것이 아니라 불빛의 밝기를 조절하는 것과 같다고 할 수 있습니다. 수소수를 마시면 유전자 스위치의 조절기능이 작동하고 그 기능은 1일 정도 지속 됩니다.

악순환의 연결고리를 일으키는 근본적인 원인 또한, 활성산소입니다. 수소수 만이 이 연결고리를 끊을 힘이 있습니다.

역으로 말하면, 수소수가 자신의 신체에서 효과를 발휘하고 있다고 느끼는 사람이야말로 악순환의 연결고리를 끊을 수 있는 사람이라고 할 수 있습니다.

Q. 수소수가 다이어트에도 효과가 있나요?

운동선수가 수소수를 마시면 당 대사가 아닌 지방대사가 활발해지고 쉽게 피로하지 않은 것으로 알려졌습니다. 이러한 결과는 수소가 다이어트에 효과가 있다는 것을 나타냅니다.

Q. 수소수의 3대 효능·효과는 무엇입니까?

첫째 활성산소의 해(害)를 제어하는 작용, 둘째 에너지 대사를 좋게 하는 작용, 셋째 염증을 억제하는 작용입니다.

Q. 수소수의 효능·효과가 국내 식의약처나 일본 후생성 또는 미국 FDA의 인증을 받았나요?

수소수의 항산화 효과에 대한 논문이 학계에서 인증된 것은 2007년으로 지금 여기서 말하는 효능·효과들은 그동안 나온 논문이나 임상을 토대로 한 것일 뿐 어느 나라에서도 인증허가가 된 것은 없습니다. 그러나 최초 논문이 나오고 10년도 안 된 기간 동안 500여 편의 논문과 임상 결과들이 나온 것은 기적 같은 성과라고 할 수 있습니다.

Q. 수소수가 암 치료에 효과가 있나요?

항암제의 부작용을 경감하는 논문과 암의 예방 효과에 관한 연구가 있어 차차 의료에 수소가 병용될 가능성이 매우 큽니다.

이론적으로는 틀림없이 효과가 있겠지만, 아직 임상의 예가 부족합니다.

다만 현대의학의 암치료 방법은 수술과 방사선 그리고 약물(항암) 치료 등 3가지 방법인데 이러한 치료 시 우리 몸 내부에 엄청난 유해산소(독성산소)가 발생합니다. 그래서 많은 환자가 암으로 생명을 잃기보다는 수술이나 항암 약 또는 방사선의 부작용으로 사망한다고 합니다.

이러한 치료시 수소수를 많이 마시면 나쁜 활성산소를 잡아주기 때문에 치료 효과가 대단히 좋다는 것은 확실합니다.

Q. 수소수는 신체의 어느 부분에 제일 효과가 있나요?

신체의 약한 부분을 좋게 하는 것이 수소수의 특징입니다.

독성산소는 신체의 약한 부분의 세포를 공격해 병을 만드는데 항산화작용이 있는 수소수는 세포를 보호하고 상한 세포를 치유해 줍니다.

가장 큰 효과는 병의 예방, 즉 세포손상을 막아주는 것입니다.

Q. 수소수는 왜 효과가 있나요?

신체(세포)를 녹슬게 하는 독성(활성)산소에만 반응해 없애주기 때문입니다.

또 수소분자는 우주에서 가장 작은 물질이기 때문에 신체의 어느 부분에도 침투할 수 있습니다.

세포의 세포막은 지질로 구성되어 있는데 독성산소의 공격을 받으면 과산화지질이 되어 세포막의 기능을 잃을 뿐만 아니라 끈적끈적하여 혈관의 혈액 흐름을 방해합니다.

수소수는 독성산소로 부터 세포막을 보호할 뿐만 아니라 이미 과산화지질로 변한 죽은 세포의 끈적거림을 녹여 체외로 배출하게 도와줍니다.

또한, 독성산소는 세포핵 내의 미토콘드리아가 에너지를 만들 때 가장 많이 발생되는 데 세포 내의 미토콘드리아까지 도달할 수 있는 항산화제는 오직 수소수 뿐입니다.

또 수소는 기름(지질)도 물도 다 통과하기 때문에 세포 속 어디든지, 즉 미토콘드리아뿐만 아니라 DNA나 요즘 새로 나온 이론인 장수유전자 시트루인까지도 도달할 수 있습니다.

뇌관문을 통과해서 뇌세포 속까지 들어갈 수 있는 항산화제는 오직 수소수 밖에 없습니다.

PoINT 　최근 연구에서 수소수는 항산화 효과, 염증 억제 효과, 알레르기 억제 효과, 대사를 원활하게 하는 등 체질 개선에 효과가 있는 것으로 알려졌다.

Q. 수소수를 마시면 수소는 체내에 흡수되는 건가요?

예, 수소수를 마시면 10분 정도 후 체내에 흡수됩니다. 그리고 남는 수소는 수소가스로 1시간 정도 지나면 호흡을 통해 몸 밖으로 배출됩니다.

수소수는 확산에 의해서 체내로 들어가며 혈액에도 녹아들어 가기 때문에 수소는 신체를 순환합니다. 수소수는 혈액이 공급되는 체내 모든 부위와 장기에 들어갈 수 있습니다.

Q. 얼마나 지속해서 마셔야 좋은가요? 많이 마셔도 괜찮나요?

사람마다 효과가 나타나는 기간은 다르지만 2개월 정도 지속해서 마시고 체질이 변했다는 분들이 많습니다. 아무리 많이 마셔도 수소는 몸 속에 축적되지 않으므로 괜찮습니다.

Q. 따뜻하게 마셔도 괜찮은가요?

주전자나 전기포트에 보글보글 끓이게 되면 수소는 전부 날아가 버립니다. 캔이나 파우치를 중탕으로 80도 정도에 데우면 수소는 거의 빠져나가지 않으므로 괜찮습니다. 수소는 다른 가스와 비교하면 높은 온도에서도 쉽게 녹는 성질이 있습니다.

Q. 요리에 수소수를 써도 되나요?

수소수는 반도체 세정수로 가장 효과가 있습니다. 채소나 과일 등을 수소수로 씻어주면 농약 등으로부터 자유로워질 수 있고 비린내 등 음식의 불쾌한 냄새를 잡아주거나 완화시켜 줍니다.

또한, 현미 등을 미리 수소수에 1시간 이상 담가뒀다 밥을 지으면 뜸이 잘 들고 밥의 풍미가 잘 살아납니다.

Q. 유통기한이 있나요?

일본에서는 수소수를 알루미늄 캔, 은박지에 넣어 판매하고 있습니다. 수소수는 맛이나 냄새 등 어떤 특징도 없기 때문에 수소수가 용존 되어 있는지 없는지 확인하기가 쉽지 않습니다.

또한, 수소는 원자번호 1번으로 우주에 있는 물질 중 가장 작고 가벼운 기체로 플라스틱병 등은 뚫고 달아납니다. 그래서 전기분해로 수소수를 생성시켜 마시는 것이 가장 안전하고 경제적이라 할 수 있습니다.

(주)솔고바이오의 수소수 생성기 "수소샘"은 가장 안심하고 사용할 수 있는 제품입니다.

Q. 수소 목욕을 하면 어떤가요?

최근에는 마그네슘을 기본으로 한 새로운 수소발생소재가 든 수소 입욕제가 출시되어 이것을 욕조에 넣어 목욕하면 7분 정도에 수소가 신체로 들어갑니다. 수소분자는 아주 작아서 피부를 통과해서 체내로 들어갑니다. 그 결과 혈액순환이 좋아지고 몸속 깊은 곳에서부터 따뜻해집니다.

동맥경화에도 수소의 효과는 인정받고 있습니다. 지방으로 혈관이 끈적끈적한 상태의 사람도 혈압이 정상수치가 될 수 있습니다.

땀이 많이 나므로 무리하지 않는 온도에서 천천히 입욕하시고, 입욕 후에는 수분보충을 잊지 않도록 하십시오. 마그네슘 등 수소 입욕제는 pH, 즉 알칼리도가 거의 10도 가까이 되기 권하기 어렵고 전기분해방식의 수소 목욕을 위한 수소발생기가 개발되었습니다. 피부미용뿐만 아니라 여드름이나 아토피 등에도 효과가 아주 좋습니다.

Q. 아기에게 마시게 해도 되나요?

괜찮습니다. 다만 아기에게는 배탈이 나지 않도록 조금 따뜻한 수소수를 마시게 하십시오. 식은땀이나 엉덩이의 발진에는 수소수를 면에 적셔서 얹어주면 좋다고 합니다. 마실 수 있는 상태라면 조금씩 마시게 하면 좋습니다.

Q. 개나 고양이에게 마시게 해도 좋나요?

개나 고양이는 활성산소가 많기 때문에 수소수를 마시면 건강해 집니다.

고양이는 특히 신장이 약하기 때문에 수소수를 애용하고 있는 분들이 늘고 있습니다. 고양이는 물을 잘 마시지 않는 동물이지만 수소수라면 좋아하며 마신다고 합니다.

Q. 기미, 주름에도 효과가 있나요?

기미와 주름은 나쁜 활성산소가 피부를 녹슬게 하거나 노화하게 하는 것이 원인입니다. 수소는 세포가 젊어지도록 촉진하기 때문에 기미, 주름이 옅어지는 등의 피부 개선 효과가 있습니다.

Q. 대사증후군에도 효과가 있다고 들었는데 정말인가요?

수소에는 항산화작용 외에 체질개선 효과도 있습니다. 그 체질개선 효과는 수소가 세포에 신호를 보내 건강하도록 재촉해 주는 것입니다. 그중 하나는 지방이 잘 연소되는 몸으로 만들어주는 것입니다.

또 고혈압, 고지혈증, 동맥경화를 수소수로 개선한 사람들이 많아 대사증후군에도 추천합니다.

임상시험에서 대사증후군 증상이 있는 사람들의 악성 콜레스테롤의 평균치가 줄어 들었다는 보고도 있습니다.

Q. 조깅 전후에 마시면 효과가 있나요?

수소수를 마시면 운동 후의 유산 생성과 근육 피로가 적어진다는 연구 결과가 있습니다.

Q. 수소수는 폭발의 위험은 없나요?

물속에 녹아있는 수소 농도는 절대 폭발하지 않습니다.

Q. 수소수는 가격이 비싼데 앞으로 가격이 내려갈까요?

지금 일본에서는 수소수를 알루미늄 캔이나 파우치에 충전시켜서 판매하고 있습니다. 350㎖에 400~500엔에 팔리고 있어서 비싸다고 할 수 있지만, 전기분해방식의 수소수 생성기를 이용하면 매번 드는 비용을 줄일 수 있습니다.

H₂ 수소수 전문가가 전하는 핵심내용

—수소수 권위자 일본 오타 교수

다음은 수소수 권위자 일본 오타 교수가 쓴 글 중에서 주요사항
만 발췌한 내용이다.

활성산소가 발생하는 메카니즘

- 노화, 질병의 원인

- 마음의 여유가 없을 때

- 스트레스

- 빨리, 많이 먹을 때

- 치주질환

- 미용의 큰 적

– 피부의 탄력을 없애는 원인

– 담배의 연기나 배기가스

– 기미, 주름, 주근깨, 검버섯 등의 원인

– 방사선과 항암제 등 각종 약물의 영향

활성산소가 원인이 되어 걸리는 질환들

① 순환기(循環器)- 동맥경화, 뇌졸중, (뇌경색), 심근경색, 재환류
   장해

② 뇌신경(腦神經)- 인지증, 파킨슨병, 뇌부종, 외상성전환

③ 호흡기(呼吸器)- 만성폐쇄성질환(흡연병), 천식, 폐기종, 호흡
   곤란

④ 내분비대사(內分泌代謝)- 당뇨병, 비만, 메타볼릭신드롬

⑤ 피부(皮膚)- 아토피성피부염, 화상, 일광피부염, 주름, 기미

⑥ 종양(腫瘍)- 암의 발생, 암의 전이, 암 화학요법과 방사선치료
   의 부작용

⑦ 안과(眼科)- 백내장, 미숙아망막증

⑧ 소화기(消化器)- 간염, 췌장염, 위궤양, 궤양성대장염, 크론병

⑨ 혈액계(血液系)- 이상헤모글로빈병, 약물성빈혈, 파종성혈관내
   응고

⑩ 비뇨기(泌尿器)- 사구체간염, 약물성간장해

⑪ 기타- 자가면역질환, 교원병(膠原病:피부와 근육이 붙거나 근
   육과 뼈가 붙거나 세포와 혈관 사이가 메워지는 병의 총칭), 류

머티즘, 알레르기, 화분증, 통풍, 치주염

수소수의 효능 효과

‑ 가장 효과를 실감하는 것은 수소 목욕이다.

‑ 몸이 가벼워졌다.

‑ 감기에 걸리지 않는다.

‑ 숙취가 없어졌다.

‑ 피로가 쌓이지 않는다.

‑ 수소가 활성산소의 해를 막아주기 때문에 피로가 쌓이지 않게 된다.

‑ 다이어트 효과로 날씬해졌다.

① 수소는 에너지 대사가 활발해지고 지방을 태우는 체질로 바꿔준다. 지방을 태우는 것은 미토콘드리아다. 수소수를 마시게 되면 지방을 태우는 산소가 증가하는 것이 쥐의 실험을 통해 밝혀졌다.

② 에너지 대사를 활발하게 하는 호르몬을 증가시키는 작용이 수소에 있다. 이 호르몬의 분비는 에너지 대사를 활발하게 한다.

‑ 당뇨병이 수소수로 좋아졌다고 하는 사람이 많다. 당뇨병 원인의 하나인 인슐린의 개선에도 수소수가 효능을 발휘한다.

‑ 근육통이 없어지고 상처가 빨리 나았다. 근육통은 근육조직이 과도한 운동으로 찢어져 염증이 생긴 상태이다. 자기 자신을 고치려고 하는 작용과 공격적인 작용을 반복하는 현상이 동시에 일어나는 것이기 때문에 근육통이나

상처의 회복이 늦어져 버리게 된다. 그래서 수소는 근육통을 부드럽게 하고 상처를 빨리 낫게 한다.

– 기저귀로 인한 아기의 엉덩이 발진이 좋아졌다. 염증을 수소가 억제하기 때문이다.

– 소변을 잘 보게 되었다. 신장의 기능이 좋아졌기 때문이다. 신장도 활성산소를 많이 발생시키는 조직이다.

– 땀이 잘 난다.

땀이 잘 나온다는 체험을 한 사람이 많다. 수소수를 마시고 사우나를 하면 보통 물을 같은 양으로 마셨을 때와 비교해 땀의 양이 다른 것을 느낄 수 있다.

수소 목욕의 경우, 땀의 양이 많아지는 것이 연구에 의해 밝혀졌다. 여러 가지로 조사해 보면 아무래도 수소와 운동, 수소와 수소 목욕에 의해 올라간 온도가 몸의 내부온도를 높이는 것으로 볼 수 있다. 에너지 대사가 높아지기 때문이다.

– 어깨 결림이 없어졌다.

극심한 어깨 결림은 생활습관이 일으키는 심한 근육통의 일종이다. 수소는 혈액을 좋게 하는 작용과 염증을 억제하는 작용이 있다.

– 피부가 촉촉해졌다. 칙칙함이 적어졌다.

혈액이 좋아지면 얼굴의 칙칙함도 적어짐을 느낄 수 있다. "화장이 잘 받는다."는 사례도 많다. 기미가 옅어졌다. 주름이 많이 없어졌다.

머리카락을 염색할 때 트리트먼트하면 깔끔하게 염색이 된다.

— 꽃가루 알레르기 증상이 가벼워졌다.

— 아토피의 붉은 반점이 줄었다. 가려움이 덜하다.

— ED(발기부전)가 개선되었다.

— 변비가 없어졌다.

— 숙면을 취하게 되었다. 혈압이 내려갔다는 체험담도 많다.

— 운동 전후 준비운동. 마무리운동(cooling down·쿨링다운)으로 활성산소를 억제할 수 있다.

— 활성산소에는 좋은 것과 나쁜 것이 있다.

수소는 세포 상해성이 높은 활성산소(나쁜)만을 없애고, 한편에서는 생리학적 역할을 갖는 다른 활성산소(좋은)에는 반응하지 않는다.

— 파킨슨병에서 수소수는 예상을 훨씬 뛰어넘는다.

피츠버그대학에서는 동물의 장기이식을 할 때 수소가스를 흡입시키거나 수소수를 마시게 했고 이식의 효율이 아주 좋아서 최초에는 실험결과를 신용하지 못했었다.

— 파킨슨병 증상의 개선에 효과가 증명되다.

파킨슨병은 동작이 느려지고 손발에 떨림이 생겨 근육이 굳어져 가는 진행성의 질환이다. 병이 진행되면 자세가 불안정하게 되고 얼굴의 표정이 일그러지거나 목소리가 작아진다.

준텐도쿄시가야병원 신경내과의 교수들은 5년 반전에 파킨슨병에 대한 수소수의 효과를 알아보는 실험을 시작, 파킨슨병 증상의 개선에 효과가 있는 것이 증명되었다.

- 스트레스에 의한 기억력 저하는 수소수를 마시면 예방할 수 있다.
- 방사선에 의한 피해를 줄일 수 있다.

수소에는 방사선의 해(害)를 예방하는 힘이 있다는 것이 이미 학계를 통해 널리 알려졌다. 방사선의 부작용을 경감하는 항산화제인 아미포스틴이 미국에서는 약으로 승인을 받았다.

그러한 때에 이 방사선의 부작용을 경감하는 아미포스틴과 수소의 효과를 비교한 논문이 발표되었다. 수소가 아미포스틴에 손색없는 효과를 나타내는 것이 증명되었다. 방사선에 의한 피해는 방사선과 물이 반응하여 활성산소가 생기기 때문이다.

- 고통스러운 방사선 치료의 부작용에도 활용하다.

원자력 발전소의 방사선뿐만 아니라 방사선 치료에서도 수소수는 효과를 나타내고 있다. 암으로 방사선치료를 받으면 머리카락이 빠지거나 미각장애를 일으켜 구토하기도 한다. 이런 부작용에 대해서 수소는 효력을 발휘하기 때문에 이미 의료현장에서 많이 사용되고 있다.

- 수소수를 마시면 운동을 해도 쉽게 피곤해지지 않는다.

츠쿠바대학 인간 종합과학연구과의 미야카와 페이교수는 스포츠

의학의 입장에서 10년여 동안 '근육 피로의 회복'을 테마로 연구를 계속 해왔다. 그때까지도 스포츠 드링크나 타우린, 아미노산 등의 여러 가지 소재를 이용하여 근육 피로의 회복속도, 근육의 경직성, 근육의 이완상태 등의 연구를 반복했고 이제는 수소수에도 그 영역을 넓혔다.

— 메타보(대사증후군) 당뇨병부터 치주염까지 폭넓은 임상시험과 수소 치료가 진행되었다.

현재 수소수의 임상시험은 실제로 전 세계에서 행해지고 있고 매일 매일 그 정보도 새롭게 올라오고 있다.

성인병의 메타볼릭신드롬이나 당뇨병 등에서는 임상시험뿐만 아니라 병원 등에서 수소수가 채용되어 약에 의한 치료와 함께 이용되고 있다.

후쿠오카 현의 하라토이 병원에서는 관절류머티즘의 임상시험이 행해졌고 수소수의 효과가 인정되었다. 같은 병원에서 관절류머티즘의 환자 20명에게 매일 530㎖의 수소수(5ppm)을 4주 동안 계속해서 마시게 하였고, 4주의 간격을 두고 재차 마시게 했더니 1회 차와 2회 차의 음용에서 각각 류머티즘이 개선되었다.

후쿠시마 현립 의과대학에서는 신부전에 의한 복막투석에서 수소를 용존시킨 투석액을 이용하여 전신의 산화스트레스를 감소시킨 결과를 얻었다.

시즈호카현의 시니마병원에서는 급성뇌경색의 환자에 대해 뇌경색 치료와 함께 수소를 요해시킨 링거액을 투여한 결과 치료약 단독투여에 비해 수소를 투여한 쪽이 월등한 효과를 나타냈다.

같은 병원에서 동통(疼痛), 발열을 동반하는 급성피부발진에서도 수소수나 수소가스를 이용하는 등 치료에 적극적으로 수소를 이용하고 있다.

- 오카야마대학 의학부에서 실시하고 있는 치주염에서도 수소수의 효과가 나타났다.

'수소수의 섭취에 동반되는 활성산소의 감소가 결과로써 치주병의 진행을 예방하는 가능성'을 나타내고 있다.

게이오대학 의학부에서는 '수소가스에 의한 심폐 정지 소생 후의 뇌, 심장의 장해를 개선하는 효과를 발견'하고 있다.

독성산소는 세포핵 내의 미토콘드리아가 에너지를
만들 때 가장 많이 발생되는 데 세포 내의 미토콘드리아
까지 도달할 수 있는 항산화제는 오직 수소수 뿐입니다.

부록
수소수 활용 요리법

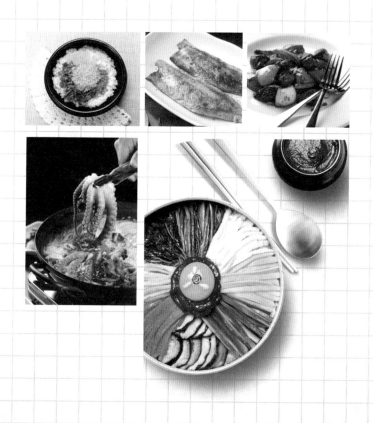

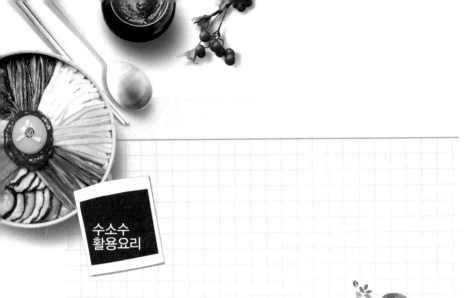

커피·녹차·홍차 입자가 작아 침투력이 높은 수소수로 만든 커피와 차는 풍미가 좋으며 맛이 부드러워진다. 특히 쓴맛이 강한 중국차의 경우 산화된 성분이 수소수로 인해 환원되어 장시간 우려도 쓴맛이 나지 않고 부드러운 맛을 느낄 수 있다.

국물요리 입자가 작아 침투력이 높은 수소수를 사용하면 음식재료가 가진 본연의 맛을 살려 음식이 더욱 맛있어진다. 멸치나 다시마 등을 차가운수소수에 3시간 정도 담가두면 맛있는 다시다 물이 된다.

밥(현미) 수소수에 쌀(현미)을 30분~1시간 정도 불려두었다가 밥을 지으면 부드럽고 차진 맛있는 밥이 된다.

고기요리 돼지고기를 요리하기 전에 수소수에 재어두면 냄새가 없고 육질이 부드러워진다.

생선요리 생선을 요리하기 전에 수소수에 재어두면 비린내가 없어진다.

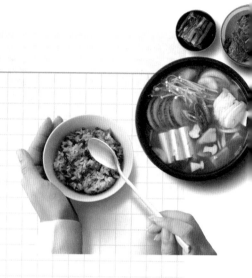

찌개요리 청국장을 끓인 후 온수소수를 첨가하면 청국장 특유의 냄새가 대폭 감소한다. 묵은김치를 이용해 김치찌개를 끓인 후 온수소수를 첨가하면묵은 냄새가 사라진다(묵은김치를 수소수에 씻으면 묵은 냄새가 없어진다).

라면요리 온수소수를 사용해 라면(컵라면)을 요리하면 면발의 식감이 쫄깃해지고 국물맛은 한층 더 부드러워진다.

주스 수소수로 주스를 만들거나 수소수를 첨가하면 주스의 풍미가 좋아진다.

주류 소주, 막걸리, 양주에 냉수소수를 첨가하면 한층 더 부드러운 맛을 느낄 수 있다.

육류냄새 제거 양고기, 염소고기를 요리하기 전에 수소수에 미리 재어두면 누린내가 감소한다.

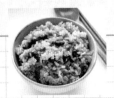

수소수 단호박 현미밥

재료 수소수 쌀 분량의 1.2컵, 현미 쌀 3컵, 현미 찹쌀 1컵, 단호박 100g, 강낭콩 50g

만드는 법

1. 현미 쌀과 현미 찹쌀을 수소수로 깨끗이 씻은 후 미지근한 물로 2시간 정도 불린다.
2. 단호박은 껍질을 벗겨 작게 썰어둔다.
3. 냄비에 수소수와 불린 쌀, 강낭콩을 넣고 센 불에 올린다.
4. 물이 끓어 넘치려고 하면 중불로 낮추고 단호박을 넣어 10분 동안 더 끓인다.
5. 불을 끄고 5분 정도 뜸을 들인 후 뚜껑을 열고 골고루 섞는다.

point 현미는 도정을 거의 하지 않아 잔류농약이 남아있을 수 있어 수소수로 씻은후 수소수에 10분 정도 담갔다가 헹궈내는 것이 좋다.

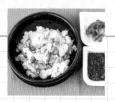

수소수 굴 버섯 밥

재료 수소수 2컵, 생굴 800g, 표고버섯 1개, 무 500g, 흰쌀 2컵
양념 재료 소수, 부추, 홍초, 참깨, 참기름, 진간장, 물엿

만드는 법

1. 흰쌀을 수소수로 씻은 후 1시간 정도 불린다.
2. 생굴을 수소수에 소금을 약간 넣고 흔들어 꼼꼼히 씻는다.
3. 표고버섯과 무를 수소수로 씻은 후 잘게 채를 썰어 놓는다.
4. 불린 쌀에 생굴, 버섯, 무를 넣고 수소수로 밥을 짓는다.
5. 간장 : 물엿 = 1 : 0.5의 비율로 양념장을 만든다.
6. 굴이 부서지지 않도록 조심히 밥을 퍼서 양념장을 곁들인다.

point 수소수로 생굴을 씻으면 굴표면의 세정작용으로 인해 식중독 균을 예방하여 위생적으로 섭취할 수 있다.

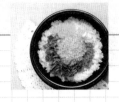

수소수 날치알 밥

재료 소수 1.5컵, 불린 쌀 1컵, 날치알 40g, 신김치 40g, 단무지 10g, 김 가루 약간, 무순 10g, 들기름 약간, 설탕 1작은술

만드는 법
1. 수소수로 쌀을 깨끗이 씻어서 밥을 한다.
2. 날치알을 수소수에 10분간 담가 잡내를 제거한다.
3. 신김치를 잘게 썰어서 설탕과 들기름에 볶아둔다.
4. 단무지와 오이를 잘게 썰어 놓는다.
5. 뚝배기를 예열시킨 후 밥을 얹고 김치, 단무지, 오이, 날치알, 무순, 김 가루, 들기름 순으로 얹어서 놓는다.

point 날치알을 수소수에 담그면 비린내가 감소한다.

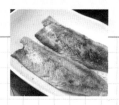

수소수 자반 카레 구이

재료 자반 1마리, 수소수 4컵, 밀가루 1스푼, 카레가루 반 스푼, 식용
유

만드는 법

1. 자반을 수소수에 20분 정도 담가서 짠맛과 비린내를 제거한다.
2. 자반을 건져서 물기를 뺀다.
3. 밀가루에 카레가루를 섞어서 자반에 골고루 묻혀둔다.
4. 달구어진 프라이팬에 식용유를 두르고 자반을 굽는다.

point 자반을 수소수에 담가두면 자반의 비린내는 줄어들고 살은 탄
력 있게 된다.

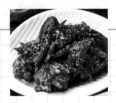

수소수 양념게장

재료 꽃게(中) 2마리, 홍고추 50g, 쪽파 50g, 청양고추 50g, 고춧가루 1큰술, 식초 1.5큰술, 마늘 1작은술, 간장 1큰술, 물엿

만드는 법

1. 솔을 이용해 꽃게를 구석구석 손질한 후 수소수에 10분 이상 담가 둔다.
2. 껍질을 벗겨 먹기 좋게 잘라놓는다.
3. 그릇에 양념을 놓고 골고루 섞는다(식초는 기호에 따라 넣는다).
4. 꽃게에 양념을 넣고 잘 섞어준다.

point 수소수에 담가두면 꽃게의 비린내와 잡내가 제거된다.

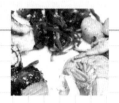

수소수 오징어·다시마 숙회

재료 오징어 한 마리, 염장 다시마 200g 초고추장 양념 재료 고추장,
설탕, 식초, 매실 진액, 겨자, 참기름 약간

만드는 법
1. 오징어 내장을 제거하고 수소수로 깨끗이 손질한다.
2. 염장 다시마를 씻은 후 수소수에 담근다.
3. 수소수를 끓인 후 오징어를 데쳐낸다.
4. 양념 초고추장을 만든다.
5. 데친 오징어와 다시마를 먹기 좋게 썰어놓는다.
6. 그릇에 오징어와 다시마를 같이 놓고 옆에 초고추장을 곁들인다.

point 수소수로 오징어를 데치면 살이 탱탱해지고 염장 다시마도 수
소수에 담가두면 불순물이 완전히 제거된다.

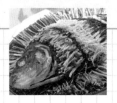

수소수 붕어찜

재료 붕어(中) 한 마리, 수소수 3컵, 달걀 1개, 실고추 10g, 청호박 20g
양념 재료 수소수 3컵, 고춧가루 1큰술, 마늘 1작은술, 간장 1큰술, 설탕 1작은술, 들기름 1작은술, 매실 진액 1큰술, 물엿

만드는 법
1. 붕어의 내장을 제거하고 비늘을 벗긴 후 수소수에 20분간 담가둔다.
2. 양념을 골고루 넣고 양념장을 만든다.
3. 냄비에 불을 켠 후 붕어를 넣고 양념장을 얹어준다.
4. 양념을 골고루 배게 수저로 붕어에 양념장을 얹어준다.
5. 달걀을 노른자와 흰자로 분리하여 지단을 부친다.
6. 청호박을 껍질만 돌려 깎아 채로 쳐서 볶는다.
7. 붕어가 다 익으면 접시에 가지런히 담고 지단, 실고추, 호박을 고명으로 올린다.

point 수소수로 만든 붕어찜은 흙내가 나지 않고 살이 부스러지지 않아 육질이 탄탄해진다.

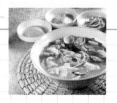

수소수 바지락 수제비

재료 바지락, 밀가루 1컵, 달걀 1개, 호박 50g, 당근 30g, 감자 50g,
대파 약간,홍초 약간, 소금, 국간장

만드는 법
1. 바지락을 수소수로 깨끗이 씻은 후 끓는 물에 넣고 데쳐낸다.
2. 바지락을 삶은 육수는 체에 걸러 놓는다.
3. 밀가루에 소금과 달걀, 수소수를 넣고 반죽한다.
4. 호박, 당근, 감자는 먹기 좋게 썰어둔다.
5. 육수에 바지락을 넣은 후 호박, 당근, 감자를 넣고 끓인다.
6. 끓고 있는 국물에 밀가루 반죽을 조금씩 떼어 넣는다.
7. 파와 홍초를 넣고 국간장과 소금으로 간을 맞춘다.

point 수소수로 밀가루 반죽을 하면 더욱 쫄깃쫄깃하게 된다.

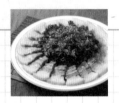

수소수 돈육 보쌈

재료 수소수 5L, 돈삼겹 300g, 향신료(로즈마리, 통후추, 월계수 잎, 커피), 소금,마늘, 새우젓

만드는 법
1. 수소수에 돈삼겹을 넣고 1시간 정도 핏물을 제거한다.
2. 냄비에 수소수를 담고 향신료와 마늘, 삼겹살을 넣고 끓인다.
3. 젓가락으로 고기를 찔러 핏물이 나오지 않을 때까지 삶는다.
4. 중간에 새우젓과 소금으로 간을 맞춘다.
5. 다 익은 고기를 꺼내어 얇게 썰어 놓는다.

point 삼겹살을 수소수에 담가두면 몇 가지의 향신료만으로도 냄새가 제거되며 육질 또한 부드러워진다.

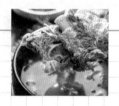

수소수 한방 갈비탕

재료 수소수 3L, 소갈비 250g, 대추 3알, 마늘 3알, 산삼 배양근 20g, 당면 100g, 양파 1/4개, 무 1/4 쪽, 소금, 후추, 간장, 약간, 대파, 월계수 잎 1장

만드는 법
1. 소갈비 기름 제거 후 수소수에 1시간 정도 담가 핏물을 뺀다.
2. 냄비에 소갈비, 대추, 마늘, 산삼 배양근, 통무, 양파, 월계수 잎을 넣고 푹 끓인다.
3. 뼈가 갈비에서 분리될 때까지 끓이고 중간에 거품을 걷어낸다.
4. 어느 정도 익으면 무와 양파, 월계수 잎을 건져내고 통마늘을 넣고 끓인다.
5. 당면은 따로 삶아둔다.
6. 다 익으면 소금, 후추, 간장으로 간을 맞추고 당면을 담은 그릇에 갈비탕과 대파를 담는다.

point 갈비를 수소수에 담가두면 고기 잡내가 제거되고 육수를 수소수에 끓이면 더 깊은 맛을 낼 수 있다.

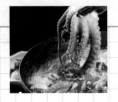

수소수 연포탕

재료 수소수 5컵, 모시조개 10개, 산 낙지(中) 1마리, 무 100g, 얼갈이 50g, 홍초 1큰술, 마늘 1작은술, 소금 1작은술, 파, 양파 1/4개

만드는 법

1. 모시조개를 깨끗이 씻어서 소금을 푼 수소수에 담가둔다.
2. 낙지를 소금에 바락바락 주물러 씻은 후 수소수에 담가둔다.
3. 수소수를 끓인 후 모시조개를 넣어서 한소끔 끓이고 위에 생긴 거품을 걷어낸다.
4. 소금, 마늘을 넣고 간을 맞춘 후 얼갈이와 홍초를 넣고 끓인다.
5. 다 익은 후에 낙지를 넣고 끓이다가 익으면 불을 끈다.

point 수소수에 조개를 담가두면 특유의 바다냄새가 제거되며 낙지는 살이 탱탱해진다.

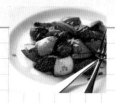

수소수 찹스테이크

재료 스테이크용 소고기 200g, 양파 반개, 피망 반개, 양송이 5개, 식용유, 버터, 초고추장, 수소수 1컵, 간장 반 컵, 케첩 1큰술, 후추, 맛술

만드는 법

1. 소고기의 핏물을 제거하고 소금, 후추로 밑간한 후 밀가루에 골고루 묻혀 식용유와 버터의 1:1 비율로 프라이팬에 굽는다.
2. 양파, 피망, 양송이를 네모모양으로 썰어 놓는다.
3. 수소수에 소스 재료를 넣고 한소끔 끓인다.
4. 끓인 소스에 고기와 야채를 넣고 두루치기 한다.

point 수소수로 소스를 만들면 소스가 훨씬 부드럽고 풍미가 좋다.

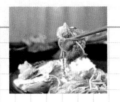

수소수 파채 돈가스

재료 돈등심 200g, 달걀 1개, 밀가루 50g, 빵가루 50g, 식용유, 소금, 후추, 파채 30g, 하이라이스 30g, 구스타소스 1큰술, 케첩 1큰술, 양송이 1개, 양파, 물엿

만드는 법
1. 파채를 수소수에 10분 정도 담가 매운맛을 뺀다.
2. 등심을 두들겨 연하게 만든 후 소금, 후추로 간을 한다.
3. 밀가루, 달걀, 빵가루 순으로 옷을 입혀서 달궈진 식용유에 넣어 노릇노릇해질 때까지 튀겨낸다.
4. 수소수에 하이라이스를 풀고 끓이다가 우스터, 케첩, 양파, 양송이, 물엿을 넣고 한소끔 더 끓인다.
5. 튀겨낸 돈가스에 파채를 올리고 소스를 뿌린다.

point 수소수에 파채를 담가두면 파의 매운맛은 감소하고 단맛이 살아난다.

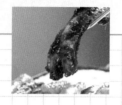

수소수 등갈비 바베큐립

재료 등갈비 300g, 토마토 1개, 사과 반 개, 양파 1개, 월계수 잎 3장, 마늘 5개통후추 1작은술, 커피 1작은술, 굴 소스 1컵, 토마토케첩 2큰술, 수소수

만드는 법

1. 등갈비를 수소수 찬물에 2시간 정도 담가 핏물을 빼면서 2~3번 물을 갈아준다.
2. 수소수에 마늘, 통후추, 월계수 잎, 커피를 넣은 후 등갈비를 넣고 푹 삶는다.
3. 토마토, 양파, 사과, 월계수 잎을 썰어서 수소수 1컵에 넣고 끓인다.
4. 굴 소스와 토마토케첩, 마늘을 넣고 끓이다 건더기는 건져낸다.
5. 만든 소스에 등갈비를 넣고 국물이 졸아들 때까지 자작자작 졸인다.

point 수소수로 소스를 만들면 소스가 훨씬 부드럽고 풍미가 좋다.

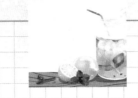

수소수 레몬청·레몬차

재료 레몬 3개, 설탕(레몬과 동량), 수소수

만드는 법
1. 레몬의 표면을 소금으로 박박 문질러 닦은 후 뜨거운 물에 데치듯이 레몬을 넣었다 빼서 표면의 왁스를 제거한다.
2. 수소수로 깨끗이 씻은 후 20분 정도 담가 표면을 깨끗이 소독한다.
3. 깨끗한 병에 레몬과 설탕을 담고 상온에서 1~2일 둔 후에 냉장고에 보관한다.
4. 레몬슬라이스 3개와 청을 넣고 차가운 수소수에 타서 마신다.

point 수소수로 소스를 만들면 소스가 훨씬 부드럽고 풍미가 좋다.

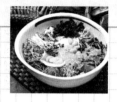

수소수 새싹 비빔밥

재료 모듬 새싹 1팩, 어린잎 1팩, 오이 30g, 보리밥 300g, 수소수, 약고추장, 간소고기 60g, 간마늘 1작은술, 참기름 1큰술, 깨, 매실액 1큰술, 후추

만드는 법
1. 흰쌀과 보리쌀을 섞어서 밥을 짓는다.
2. 모듬 새싹과 어린잎을 수소수로 깨끗이 씻고 냉수소수에 담근다.
3. 오이도 수소수로 씻어서 잘게 채 쳐놓는다.
4. 갈은 소고기를 프라이팬에 넣고 반쯤 볶다가 고추장과 양념을 넣어 같이 볶아준다.
5. 보리밥 위에 물기를 뺀 새싹과 어린잎, 오이를 얹고 약고추장을 따로 낸다.

point 샐러드용 야채, 쌈 등 생으로 먹는 채소들은 수소수에 담가 씻는 것이 좋다.

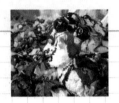

수소수 블루베리 샐러드

재료 블루베리 200g, 양상추 80g, 청·홍피망 50g, 베이비채소 30g, 마요네즈100g, 꿀 50㎖, 식초

만드는 법
1. 양상추와 청·홍피망, 베이비채소를 수소수에 깨끗이 씻은 후 차가운 수소수에 10분간 담가둔다.
2. 블루베리는 반은 믹서기에 갈아서 소스에 넣고 나머지 반은 샐러드 위에 얹는다.
3. 마요네즈에 꿀, 식초, 믹서에 간 블루베리를 넣고 섞는다.
4. 양상추는 손으로 찢고 채소들을 먹기 좋게 썰어서 접시에 담는다.
5. 블루베리를 고명으로 얹고 소스는 따로 담아낸다.

point 생야채를 수소수에 담가두면 농약 및 다른 불순물들을 제거해준다.

책 및 참고 논문

당뇨병

S. Kajiyama, G. Hasegawa, M. Asano et al., "Supplementation of hydrogen-rich water improves lipid and glucose metabolism in patients with type 2 diabetes or impaired glucose tolerance," Nutrition Research, vol. 28, no. 3, pp. 137-43, 2008.

A. Nakao, Y. Toyoda, P. Sharma, M. Evans, and N. Guthrie, "Effectiveness of hydrogen rich water on antioxidant status of subjects with potential metabolic syndrome?n open label pilot study,"Journal of ClinicalBiochemistry and Nutrition, vol. 46, no. 2,pp. 140-49, 2010.

M. Hashimoto and M. Katakura, "Effects of hydrogen-rich water on abnormalities in a SHR.Cg-Leprcp/ NDmcrrat-a metabolic syndrome rat model,"Medical Gas Research, vol. 1,article 26, 2011.

N.Satoh,"An a-glucosidase inhibitor, voglibose, reduces oxidative stress markers and soluble intercellular adhesion molecule 1 in obese type 2 diabetic patients. Metabolism, vol,55, pp.786-793, 2006.

고혈압과 동맥경화

I. Ohsawa, K. Nishimaki, K. Yamagata, M. Ishikawa, and S. Ohta, "Consumption of hydrogen water preventsatherosclerosis in apolipoprotein E knockout mice,"B iochemical and Biophysical Research Communications, vol. 377, no. 4, pp.1195?198, 2008.

Y. Suzuki, M. Sano, K. Hayashida, I. Ohsawa, S. Ohta, and K. Fukuda, "Are the effects of α-glucosidaseinhibitors on cardiovascular events related to elevated levels of hydrogen gas in the gastrointestinal tract?"FEBS Letters, vol. 583, no. 13, pp. 2157-159, 2009.

암

L. Zhao, C. Zhou, J. Zhang et al"., Hydrogen protects mice from radiation induced thymic lymphoma in BALB/c mice,"International Journal of Biological Sciences, vol. 7, no. 3, pp. 297-00, 2011.

Y. Saitoh, H. Okayasu, L. Xiao, Y. Harata, and N. Miwa, "Neutral pH hydrogenenriched electrolyzed water achieves tumor-preferential clonal growth inhibition over normal cells and tumor invasion inhibition concurrently with intracellular oxidant repression,"Oncology Research, vol. 17, no. 6, pp. 247-55, 2008.

Saitoh Y1, Yoshimura Y, Nakano K, Miwa N., "Platinum nanocolloid-supplemented hydrogendissolved water inhibits growth of human tongue carcinoma cells preferentially over normal cells."Exp Oncol. Sep;31(3) pp.156-62. 2009. Y. Terasaki, I. Ohsawa, M. Terasaki et al., "Hydrogen therapy attenuates irradiationinduced lung damage by reducing oxidative stress," American Journal of Physiology. vol. 301, pp.415-26, 2011.

L. Qian, F. Cao, J. Cui et al., "The potential cardioprotective effects of hydrogenin irradiated mice,"Journal of Radiation Research, vol. 51, no. 6, pp. 741-47, 2010.

피부미용

T. Itoh, Y. Fujita, M. Ito et al., "Molecular hydrogen suppresses FcεRI-mediated signal transduction and prevents degranulation of mast cells,"Biochemical and Biophysical Research

Communications, vol. 389, no. 4, pp. 651–56, 2009.
M.Shin., et al. 'Atomic Hydrogen Surrounded by Water Molecules,H(H2O)m, Modulates Basal and UV–Induced Gene Expressions in Human Skin In Vivo. "Plos One,. vol.8, no.5, 2013.

다이어트

N. Kamimura, K.Nishimaki, I. Ohsawa, and S. Ohta, "Molecular hydrogen improves obesity and diabetes by inducing hepatic FGF21 and stimulating energy metabolism in db/유 mice,"Obesity, vol. 19, no. 7, pp. 1396– 403, 2011.

치매

Y. Sato, S. Kajiyama, A. Amano et al"., Hydrogen–rich pure water prevents superoxide formation in brain slices of vitamin C–depleted SMP30/GNL knockout mice,"Biochemical and Biophysical Research Communications, vol. 375, no. 3, pp.346–50, 2008.
K. Fujita, T. Seike, N. Yutsudo et al " Hydrogen in drinking water reduces dopaminergic neuronal loss in the 1–methyl–4–phenyl–1,2,3,6–tetrahydropyridine mouse model of Parkinson's disease," PLoS ONE, vol. 4, no. 9, Article ID e7247, 2009.
Y. Fu, M. Ito, Y. Fujita et al"., Molecular hydrogen is protective against 6–hydroxydopamineinduced nigrostriatal degeneration in a rat model of Parkinson's disease,"Neuroscience Letters, vol. 453, no. 2, pp. 81–5, 2009.

운동능력향상

K. Aoki, "Effects of drinking hydrogen–rich water on muscle fatigue caused by acute exercise in elite athletes,"Medical Gas Research. Vol.2, no.12, 2012.
전박근, "고활성수소수복용이대학농구선수들의근피로도에미치는영향", 한국생활환경학회지, vol.16, no.5, pp.549–558, 2009.

숙취해소

Yu Lai, Hydrogen holds promise as a safe and effective antioxidant for alcohol. Hypothesis, vol.10, 2012

염증

J. S. Cardinal, J. Zhan, Y. Wang et al., "Oral hydrogen water prevents chronic allograft nephropathy in rats,"Kidney International, vol. 77, no. 2, pp. 101–09, 2010.
T. Itoh, Y. Fujita, M. Ito et al, "Molecular hydrogen suppresses FcεRI–mediated signal transduction and prevents degranulation of mast cells,"Biochemical and Biophysical Research Communications, vol. 389, no. 4, pp. 651–56, 2009.
Ishibashi T et al, "Consumption of water containing a high concentration of molecular hydrogen reduces oxidative stress and disease activity in patients with rheumatoid arthritis: an open–label pilot study."Medical Gas Research, vol.2, no.12, 2012.

「수소풍부수」하야시 히데미쯔 "활성수소가 우리 몸에 미치는 영향" 발췌

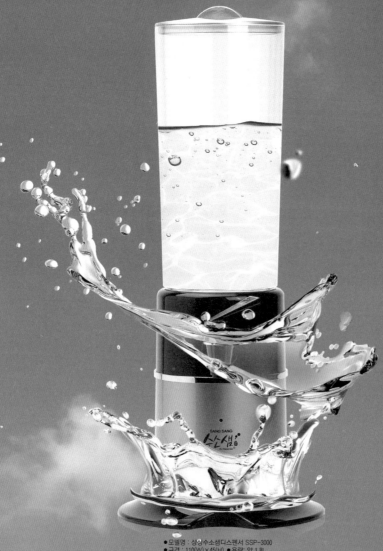

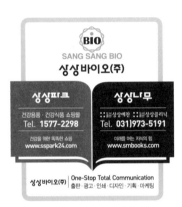